U0108261

天下‧文化
BELIEVE IN READING

時時刻刻微養生

陳月卿30年養生全精華
打造身心全方位自癒地圖

陳月卿 ── 著

目 錄

8:30 出門上班

20:00-21:00 運動時間

21:00-21:30 保養時間 285

22:00-22:30 睡前時間 303

走過 30 年，
找到我的健康自癒地圖

我先生因肝癌開刀後，三十幾年來完全沒有復發，並且一直保持健康，了解內情的醫師將此形容為奇蹟。

任教於哈佛醫學院（Harvard Medical School）的傑佛瑞·雷迪格醫師（Jeffrey D. Redige）花費十七年，從美國頂尖醫院到全球治療中心，深入研究罹患致命重病卻不藥而癒的個案，發現：「其實每個人都握有自我療癒的鑰匙，只要決心為自己的健康做出改變，找回對生命的主控權，你也可以創造屬於自己的『奇蹟』！」

這本書就是為幫助大家找回健康的主控權而寫的。不論你是正在生病、追求康復；或你有許多小毛病、想尋求一勞永逸的方法；或你只想健健康康、樂享天年，這本書都能做為參考，甚至成為你的隨身錦囊。

在新冠疫情大肆蔓延之際，大家忽然領悟：**抗病毒，免疫力才是硬道理**。但能保護身體不受外來細菌病毒侵害並防禦感染的免疫力，其實只是人體自癒系統的一部分，完整的自癒系統還包括修復能力（癒合與再生能力）、代償能力、排異能力與分泌調節能力和自律神經等，所以自癒系統不僅能治療傷口，修復體內的疲勞細胞，讓我們健康、活力充沛，還能促進新陳代謝，提高身體機能，防止

細胞組織老化。

好的生活型態，能引發、啟動人體的自癒能力，只要注意調養與改善不良的生活習慣，人體 60～70% 的疾病、尤其是慢性病，都可以靠自己的調養與自癒力好起來。這就是養生有用的原因，也是我們對抗疾病、保持健康的不二法門。

雷迪格醫師在檢視一個又一個自癒案例之後，認為這些「歷經驚奇康復過程的患者之所以康復，很可能是因為採納特定的生活型態」，因為現代常見的健康殺手如癌症、心血管疾病、糖尿病、自體免疫疾病……，都與生活型態有密切關係。

他歸納出自癒的關鍵在於「必須在自己體內創造一種合適的環境，而打造這種環境的四大支柱是：免疫系統、飲食營養、壓力反應與自我認同。」實際步驟包括飲食內容的改變，用營養豐富的食物來減緩體內慢性發炎的現象，因為這正是我們生病、老化的原因；長期壓力也會造成慢性發炎，適當的運動、練習放鬆、調整日常作息能夠有效的舒緩；很多自癒個案還改變了情緒反應、思維方式、信仰和人際關係。

這也是我先生從罹患肝癌、我從「藥罐子」找回健康的歷程。健康從來不是件簡單的事。1946 年聯合國世界衛生組織（WHO）對健康的定義是：「健康不只是沒有疾病或不羸弱，而是一種身體、心理與社會的完全健康狀態。」可見健康牽涉的層面很廣，要達到完全健康很不容易。加上人體構造複雜又精密，到今天仍存在著許

多未知，中醫、西醫、自然醫學所見也常有不同，所以追求健康很像拼拼圖，要不斷尋找正確的下一塊拼圖，才能愈來愈完整。

例如，我一開始從飲食著手，以為吃得健康，身體就會健康；後來發現還需要運動，於是開始走路、爬山、偶爾做做瑜伽；後來又發現這樣還不夠，必須增強心肺功能，還要養肌肉、避免骨質疏鬆。後來涉獵中醫，又發現西方重視肌肉、骨骼、心肺功能；東方重視經絡、氣血、循環，兩方論點各異，如何取得平衡？而睡眠和情緒對健康的影響更大；過了 60 歲受到快速老化的影響，要保持各項機能不退化，養生要做的功課更多。

這本書可以說是我們家的健康生活全紀錄，也是我花費三十年撥開濃霧、尋找健康拼圖所譜寫出的自癒地圖。我常想，如果我一開始就擁有一幅完整的養生地圖，看清全貌、掌握重點、循序漸進，我今天的健康狀況應該更好，也不用耗費那麼多時間摸索。這也是我奮力寫這本書的動機：希望能幫助更多人找到健康。

健康不只是可以管理的，更是可以促進的，而且只要開始就會產生一連串的效應。以曾被稱為藥罐子的我來說，除了二十多年來不必費力管理體重，體態也沒太大改變，從前一直困擾我的感冒、胃痛、腸胃炎幾乎很少再來煩我；而過去如影隨形的腰痠背痛和疲憊感，也消失得無影無蹤；健康改善、情緒和 EQ 也變好。

而先生戒除不良生活習慣、改善飲食後，不僅肝癌沒有復發，連 B 肝帶原都消失了。他在退休後加強體能鍛鍊，不僅體態愈來愈

好，到了 65 歲大腿還繼續長出肌肉，證實肌肉和大腦這些生理組織共通的特性就是「用進廢退」，愈常使用、訓練，就愈靈活；愈荒廢不用，就愈遲鈍。

這本書總結了我這麼多年來促進健康的各種最簡單有效的方法，包含飲食、喝水、呼吸、姿勢、運動、經絡按摩、洗澡、睡眠、靜坐、轉念、家庭經營等身心全方位的養生之道，將這些全都轉化為簡單的習慣和方法，融入生活，就能時時刻刻為你守護、創造健康。

這就是我提倡的「時時刻刻微養生」理念，一開始不需要做全面性的大改變，先選擇自己最必要或最希望做到的項目，每週嘗試建立一個新習慣、取代舊習慣；每天實踐，享受新習慣帶來的微妙美好改變，鼓舞自己下週再建立一個相關聯的新習慣，如此疊加，就能時時刻刻都促進健康，而非傷害健康，很快就會發現自己的內在和外在煥然一新。

改變舊習慣是痛苦的，往往引發內心抗拒；而建立新習慣則簡單得多，還伴隨著生命更美好的期待，過程是愉悅的，這也是「微養生」之所以迷人之處。尤其本書是按每日時辰作息提醒該建立的好習慣，隨著你建立的好習慣愈來愈多，其實就是「時時刻刻都養生」：例如站對、坐對、吃對、想法對；而更大的報償則是成為更好的自己，掌握更多的人生自主權。

我自認是個健康迷、養生控，三十年來，為了養生，讀了近千本著作，且把養生落實在生活的各方面，但在書寫過程中，仍然發

現有許多不足之處，所以邊寫、邊研究、邊找出失落的拼圖，還要反覆驗證，因此耗時近四年才寫作完成。幸好出版這本書的天下文化和我一樣不想草草了事，容許我不斷實驗、修改，我也很享受這個過程，更獲益良多，因為在完成拼圖的過程中，我理解得更深入，實踐得更徹底，果然發現健康又有進步，尤其體態愈來愈好，退化趨勢減緩，可見養生做對了確實是有效的。

「抗老於未老，未病先養生」是最新預防醫學的主流思維。要享受勇健的老年、維持青春的樣貌，必須及早準備。因為科學研究發現，多項老化指標其實在 30 多歲的壯年期已經悄悄在體內萌生，所以保健養生必須由壯年期就開始重視，尤其 35 歲以後，人體的免疫力會下降，因此最遲 40 至 50 歲就要積極採取行動。

癌症關懷基金會多年來深入各小學，宣導健康飲食觀念，就是希望國人從小就開始累積健康資產，養成良好的生活習慣，以獲得健康美好的人生。

養生不能忽略養心。我很喜歡「心寬一寸，病退一丈」這句話，我們既要注意外在的風、寒、暑、溼、燥、火（熱）等六邪；更要警惕內在的喜、怒、憂、思、悲、恐、驚等七情，時時刻刻在影響我們的健康。心寬了、淤堵通了，病自然就退了。我更感謝聖嚴法師教導我慈悲、無我等佛法智慧。人一旦懂得慈悲，內心就會充滿愛、感恩與祝福，讓心柔軟、平和，身體分泌快樂激素，自癒力就會大幅提升。

　　當然，身體要健康，環境更要健康。人類只是自然的一部分，我們應該謙卑的面對自然，齊心協力建構一個健康、平衡的自然生態，讓後代子孫和萬物都能欣欣向榮，所以如何將環保落實在生活中也是促進健康重要的一部分。

　　最後，祝福大家在這本書中找到自己的需要，並開始實踐「時時刻刻微養生」，逐漸建構出自己的健康自癒地圖。

對健康有益的事
要天天做

　　研究、實踐健康養生近三十年，對自己的身體了解愈多，我就愈崇拜與尊重它，也愈覺得應該好好對待它。我們的身體是上天一個絕妙的設計，它很聰明，也有多重防衛系統，只要好好對待，它是不會生病的。

　　可是現代人往往把健康視為當然，很少注意或觀察自己身體的變化，經常等到不舒服或生病了再去看醫生，認為吃藥打針病就會好，這其實是錯誤的想法。吃藥打針只能緩和症狀，若沒有找到病因，症狀就會愈來愈嚴重。也許最初的問題只存在於表皮，但沒有去解決，接著問題會到達經絡、再深入臟腑，經過一段時間，就會變成器官的質變。而通常都要到這個時候，才能透過各種檢驗診斷出病因。

　　對於這一點，我有深刻的體認。三十幾年前，才 30 過半的我就成了藥罐子，每天起床不是頭痛，就是腰痠背痛，胃更是照三餐痛，常常感冒、腸胃炎，不論上班、出差或出國都要攜帶各種藥物，以應不時之需。記得剛結婚度完蜜月時，先生就坦誠相告，說他可是下了很大的決心，才娶我這個藥罐子。

　　不服氣的我決定去做健康檢查，想找出病因，沒想到醫師竟然

說我很健康，肝腎指數都很正常。我驚訝的反問：「那我為什麼會這麼不舒服，天天與藥物為伍？」醫師告訴我：「除非肝腎壞了一半，否則指數不會顯現出來。你的指數目前並沒有異常，所以我說你是健康的。」我想，如果等肝腎都壞了一半、指數顯現出來的時候再治療，來得及嗎？

於是，我開始自力救濟，除了尋求中醫的協助，也主動找尋並閱讀和健康有關的書籍。尤其，結婚兩年後，平常從不生病、自詡為健康寶寶的先生因為年過 40，想了解身體狀況，去做了生平第一次健康檢查，竟然發現肝上有一顆好大的腫瘤。在他開刀成功切除肝腫瘤後，飽受驚嚇的我為了預防可怕的復發和轉移，更是全心投入研究並實踐各種保健理論，從飲食開始，再擴及其他與身心保健有關的領域，由於成效良好，一日不做就若有所失，不知不覺就成了一個健康迷、養生控。

到現在，先生不但身體很健康，肝臟沒有慢性發炎的現象，連導致他罹患肝癌的 B 肝帶原都不見了。而我不僅以 41 及 44 歲的高齡分別生下一女一子，讓我們的家庭更圓滿幸福，而且早就從「藥罐子」變成「強力電池」，每天精神飽滿。在親身實踐的過程中，我發現保持青春活力健康的祕訣無他，就是經常關注身體的變化，養成良好的飲食、運動、睡眠等生活習慣。

經過長期的研究、體驗與實踐，我建立了一套自己的養生系統。我發現養生沒那麼複雜，也沒那麼困難，只要每週建立一個好習慣，

一整年下來就能養成五十幾個好習慣，它們帶給你的身心變化，就會讓你愛上養生，跟我一樣變成健康迷、養生控。我常說，**對健康有益的事要天天做**，許多人一聽就覺得好難啊！其實，這些事做起來一點也不難，也花不了多少時間，大半隨時隨地都可以做，而且效益超高。只要記得：**有做比沒做好，做多做少可依時間而定**。等養成這些好習慣後，你一定能明顯感受到好處和幫助。

　　現在，就讓我從一天的早晨開始，與大家分享我的「時時刻刻養生法」吧！

6:30
起床

- 驚喜的起床號
- 一天的順時養生法
- 用起床操展開健康的一天
- 經絡與微循環攸關病痛生死

⏰ 驚喜的起床號

　　你每天是在什麼情況下醒來？被鬧鐘驚醒、渾身疲倦，但不得不起床？還是睡到自然醒，精神飽滿的睜開眼？抑或一早被「響亮的起床號」或便意喚醒？

　　「響亮的起床號」是我向知名養生防癌專家、日本中醫博士莊淑旂學到的概念（莊醫師於 2015 年過世）。記得三十幾年前先生得肝癌時，我特別去請教莊淑旂醫師，莊醫師認為，癌症與錯誤的生活習慣有極為密切的關係，因此她非常重視良好生活習慣的養成。**尊重自然、順時養生**就是她帶給我的第一個觀念。

　　莊醫師也教我從起床開始，隨時觀察身體的反應，了解身體變化。她說，如果你經過一夜好眠，在上午 5～7 點（大腸經運行時刻）左右醒來時，立刻放了個響屁，代表腸子開始蠕動，腸道通了；屁聲愈響，代表腸子蠕動愈有力。如果立即如廁，便便的形狀、氣味、粗細都很 OK，這便是消化系統正常、身體運作順暢的最佳跡象。

　　當時我從來沒聽過這個理論，更沒有這種生理反應，所以只把它當神話，或很難達到的理想境界。沒想到我和先生努力調整飲食、生活習慣、睡眠時間幾年後，終於都有了響亮的「起床號」，而且持續滿長一段時間。有一陣子我們還相互較量誰的聲音比較大。

　　但人總是這樣，健康恢復了便漸漸輕忽它，或因為工作壓力、

旅行時差、生活作息而漸漸懈怠。過了一陣子才發現：啊！我已經好久沒有起床號了，偶爾出現一次，就喜出望外。奇怪的是枕邊人相互影響，我有起床號時，我先生多半也有，我沒起床號時，我先生也沒有，顯示這的確是因為生活飲食起居所帶動的變化。

　　你有起床號嗎？不管是曾經有、現在沒有，或從來不曾有過，都讓我們一起循序漸進、順時生活，找回最佳生活模式，恢復最佳健康狀態。

我的養生理念 01　一天的順時養生法

現存最早的中醫典籍《黃帝內經》提到了「十二時辰經絡養生法」，將一天分為十二個時辰，人體有十二經脈、十五絡脈，每條經絡會在特定的時辰內運行，我們只要依照經絡運行的順序來休養生息，就能達到養生的最佳效果。

● 子時：晚上 11 點～凌晨 1 點

　　走膽經，要進入「熟睡」狀態，膽才能進行排毒。

　　就西醫觀點來看，這時也剛好是「生長激素」和「褪黑激素」

分泌旺盛的時刻，生長激素能促進發育，也可以修復受損的組織和細胞，同時促進新陳代謝，更新老舊細胞，讓細胞保持活力，延緩老化。

● 丑時：凌晨 1～3 點

走肝經，也是要熟睡肝才能進行排毒。這時不睡覺易引起肝火旺，疲勞、視力減退、脾氣不好、頭暈腰痛、月經失調、失眠、肋間神經痛等。睡眠是體內細胞進行修復的時間，此時熟睡也是養生最重要的原則。從事夜間工作的人最好每週至少要有一天、每月要有一週、每年最少要有四個月能早睡。

● 寅時：凌晨 3～5 點

走肺經，肝臟把血液提供給肺，通過肺送往全身，這時肺部氣血最旺，有力量排除阻滯，因此肺有問題的人這時咳嗽會比較厲害，相信很多人都曾經有這個經驗。

● 卯時：凌晨 5 點～上午 7 點

走大腸經，因此早上起床時，大腸開始蠕動就會排氣或想要排便，喝點溫水有助排便。另外，大腸與肺互為表裡，所以早上若能呼吸新鮮空氣、做做養生操，有益肺部與呼吸系統，促進身心健康。

● 辰時：上午 7〜9 點

走胃經，早餐在 7〜9 點之間吃完消化吸收最好。如果不吃早餐，胃會一直分泌胃酸，長期下來容易引起胃潰瘍、胃炎、十二指腸炎、膽囊炎等。

● 巳時：上午 9〜11 點

走脾經，要注意補充水分，此時按腿部內側，對消水腫、改善過敏最有效。

● 午時：上午 11 點〜下午 1 點

走心經，此時陽氣最旺，午睡 30 分鐘可以達到養神、養氣、養筋的效果，尤其子時沒睡好的人，最宜利用這段時間補眠。

● 未時：下午 1〜3 點

走小腸經，是小腸吸收養分的時間，過了這個時刻，腸胃功能減弱，因此過去有「過午不食」的說法。

● 申時：下午 3〜5 點

走膀胱經，要多喝水，別憋尿。可以多搓後腰、拍打臀部與大腿後側，疏通膀胱經。

- 酉時：下午 5 點～晚上 7 點

  走腎經，適合運動，有助於腎臟排泄毒物。

- 戌時：晚上 7～9 點

  走心包經，晚餐不要吃得太油膩，吃飽飯可散散步、做緩和的伸展運動，保持心情愉快。晚上 9 點時可用熱水泡腳。這是人體腎經氣血比較虛弱的時候，泡腳可以促進血液循環、滋養肝腎，提高睡眠品質。

- 亥時：晚上 9～11 點

  走三焦經，人體免疫系統和內分泌系統最重要的工作時間，這時一定要休息，可以聽音樂、洗澡、為明天做計畫，準備入睡。

《黃帝內經》的經絡時辰理論與現代科學的「生理時鐘」相似，2017 年的諾貝爾生理醫學獎（Nobel Prize in Physiology or Medicine）頒給了傑佛瑞・霍爾（Jeffrey C. Hall）、麥可・羅斯巴希（Michael Rosbash）和麥可・楊恩（Michael W. Young）這三位美國遺傳學家，就是因為他們的研究證實生物體內透過基因和許多蛋白質彼此之間的互相調控，讓生理時鐘自有晝夜週期，隨著每天不同時段，生理時鐘會預期並調節人體狀態，協助管理我們的睡眠和飲食節奏、荷

爾蒙的釋放，以及血壓和體溫。

　　生理時鐘不但調控著作息和生理代謝，更對免疫系統、神經系統、外在行為與精神情緒，甚至是腸道內菌叢，都扮演著至關重要的角色。許多研究也發現，生理時鐘混亂對健康真的有影響，包含代謝疾病、心血管疾病、心理疾病以及癌症。很多中風和心肌梗塞乃至猝死的案例，經常都發生在長期熬夜後。

　　你的生理時鐘和《黃帝內經》的經絡時辰若合符節嗎？如果是，恭喜你！表示你的經絡系統堵塞不嚴重，仍然與大自然保持連動；如果差得遠或很不規律，那就要趕快努力調整。我和先生在他肝癌開刀前都是夜貓子，夜愈深愈文思泉湧，經常過凌晨 1、2 點才睡；開刀後不敢大意，提早到晚上 10 點睡，果然健康日益進步。但日久疏懶，幾年後又逐漸延後到晚上 11、12 點，但我發現 11 點以前睡和 11 點以後睡，隔天的精神和身體狀態真的差很多，年紀愈大愈明顯。

　　所以，養生第一課，請照著經絡時辰、根據生理時鐘，規律的過好每一天。

用起床操展開健康的一天

　　除了按照經絡循行調整日常作息，莊淑旂醫師教我的好習慣之

一，就是早上醒來別急著起床，要先在床上伸個懶腰，接著伸直手臂、搓熱雙掌、熱敷眼睛。她更教了我一招「乾洗臉」，說是可以減少臉上的皺紋與斑點。當時莊醫師已經 70 多歲了，臉部皮膚依然白皙、有光澤，也沒有太多皺紋與老人斑。我得知祕訣，大喜過望，第二天醒來就開始實踐。

我從學會熱敷眼睛和乾洗臉的那天開始就天天實踐，原因是動作簡單，效果明顯。後來又陸陸續續跟著好幾位養生專家學到一些妙招，我根據個人習慣，編成我的「起床操」，大約不脫中醫養生功法「內八段錦」範圍。因為效果太好，一天不做，就會感覺不舒服，所以從不間斷。

以下依照我每天進行這些起床操的順序來逐一介紹，你可以先選一、兩樣最需要的開始做，熟練後再慢慢增加。最重要的就是「天天做」，寧可每天都做一點，也勝過三天打魚、兩天曬網。只要持之以恆，一定能感受到效果。

1 腳趾和踝關節運動

醒來後，別急著起身，先活動一下腳趾，用腳趾玩「剪刀、石頭、布」的遊戲。

功效

活絡腳趾和踝關節，促進血液循環，強化腳踝力量，避免扭傷。

步驟

1 「剪刀」：大拇趾與其餘四趾上下撐開，呈剪刀狀（見圖 1-❶）。

2 「石頭」：五個趾頭盡量貼附腳掌（見圖 1-❷）。

3 「布」：五趾盡量撐開；步驟 1～3 的腳趾運動各做 4～5 次，然
　後接著運動腳踝（見圖 1-❸）。

4 腳趾帶動腳掌往前平伸，直至腳掌與小腿平直；接著，腳踝帶動
　腳掌往回，直到腳掌豎直；如此一個來回約 1 秒，算 1 次，一共
　做 30 次。（見下頁圖 2）如果時間有限，也可以做 6、12、18、
　24 下（我習慣的次數是 6 的倍數）。

5 手掌也可配合腳的節奏，握拳、鬆開，也做 30 次，順便活絡雙
　手穴道和肌肉，改善手指末梢循環（見下頁圖 3）。

6 旋轉踝關節，先雙腳往左 360 度旋轉 12 次，再往右 360 度旋轉 12
　次（見頁 29 圖 4）。

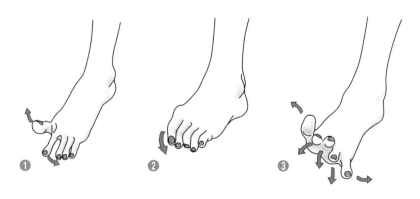

圖 1　腳趾運動

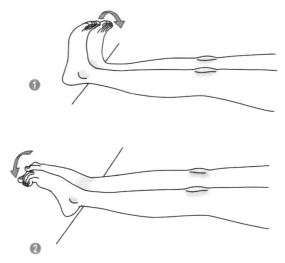

圖2　踝關節運動1

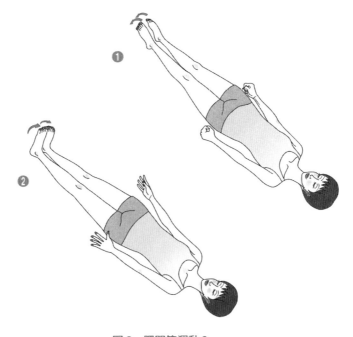

圖3　踝關節運動2

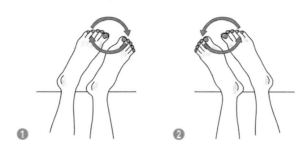

圖4　踝關節運動3

　　在睡眠中，全身血液循環減緩，呼吸也相對減弱，血液中氧氣供應不足，大腦反應變慢，再加上全身的肌肉和韌帶都處於鬆弛狀態，這時猛得起身，會導致身體不適或扭傷。上了年紀或有三高、心血管疾病的人更要避免因此跌倒或引發中風、心肌梗塞。腳趾及踝關節這兩個床上運動就是藉由簡單的動作來喚醒沉睡的身體。

　　腳趾常一整天蜷縮在鞋子裡飽受拘束，平常也少有機會運動到腳趾，可以利用床上操好好伸展腳趾，腳趾附近的肌肉也會隨之放鬆，還能刺激腳趾附近的穴位，讓血液循環和淋巴循環變好，整隻腳會更溫暖，也可以鍛鍊足部的肌肉和韌帶，減少足部腫脹、痠痛，每天這麼做還可以預防或改善足底筋膜炎。你觀察過自己的腳趾嗎？中間有沒有空隙？我一直到開始練瑜伽、並且每天勤做腳趾運動後，腳趾之間才出現間隙，也才知道這方法是對的，腳趾之間要

**想看得
更清楚**　　請掃描 QR Code 觀看「起床操‧腳趾和踝關節運動」示範影片。
https://lihi1.com/IeOEO

有適當間隙，若完全沒有，代表你沒有讓腳充分發揮功能。

運動踝關節除了能喚醒身體、加速血液循環，還能強化腳踝。踝關節是承受身體重量最多、也最容易損傷的關節。踝關節對穩定身體相當重要，但中老年人由於踝關節損傷或靈活度降低，所以大多用髖關節來穩定身體，導致髖關節周圍肌肉過度使用，出現髖關節和腰部的疼痛。

而踝關節無力，也容易導致足部扭傷，造成膝關節、髖關節、腰椎甚至肩關節、頸椎、頭部疼痛。每天一醒過來就鍛鍊踝關節，可以避免扭傷和各種關節疼痛，增加身體靈活度和穩定度，避免摔倒。運動踝關節還有一個額外的收穫，就是能擁有更細更美的腳踝。我們受地心引力影響，水分容易堆積在腳踝，形成水腫，但只要伸展腳趾、活動腳踝讓血液循環變好，老舊廢物就不易堆積在腳踝！

2 乾洗臉

乾洗臉就是搓臉，是調理胃經的動作之一，可以改善臉部氣血循環。

功效

改善臉部循環、預防臉部長斑、減緩皺紋形成。

步驟

1 躺在床上，縮腹夾臀，全身伸直，腳尖往下，舌尖抵上顎。

2 雙手往上伸直，與身體成 90 度（見圖 5-❶）。

3 摩擦雙掌至發熱後，從下巴開始往上順著鼻梁（見圖 5-❷）、按摩雙頰至額頭（見圖 5-❸），再回到下巴，做洗臉的動作 3 次。

4 再次搓熱雙掌，從下巴開始重新做乾洗臉，如此重複 10 次。

　　我從 40 歲左右開始每天固定做乾洗臉，發現皮膚確實較有光澤，斑點和紋路也比較少。乾洗臉除了可以美化臉部肌膚，還可以藉著

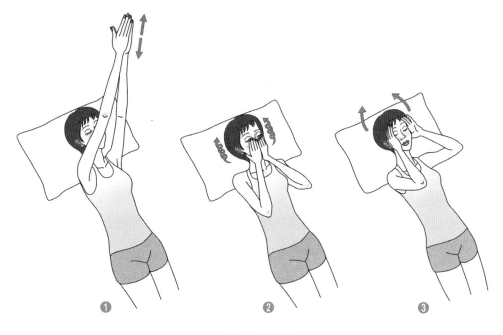

❶　　　　　　　　❷　　　　　　　　❸

圖 5　乾洗臉

**想看得
更清楚**　　請掃描 QR Code 觀看「起床操・乾洗臉」示範影片。
https://lihi1.com/EQRaS

伸直全身、縮腹夾臀，喚醒並強化核心肌群，減少下背痛。手臂向上伸直搓掌，剛好可以伸展、運動到我們手臂內側的肺經、心包經、心經，和手臂外側的大腸經、三焦經、小腸經，這些都是我們平時很少徹底伸展的經絡。

3 眼睛操

這套眼睛操不一定要在晨起時做，任何時間都可以做，重點是要天天做，持之以恆。尤其是頻繁使用 3C 產品的現代人，我更是強力推薦。

功效

消除眼睛疲勞、活化眼睛、回復視力、改善乾眼症。

步驟

1　躺在床上，全身伸直，縮腹夾臀，腳尖往下，舌尖抵上顎。

2　雙手往上伸直，摩擦雙掌直到發熱（見下頁圖 6-❶）。

3　用溫暖的手心熱敷雙眼，默數 5 秒，重複 12 次（見下頁圖 6-❷）。

4　中指和無名指輕輕放在上下眼瞼處，從眼頭拉到眼尾（見下頁圖 6-❸、6-❹），做 36 次。手法要輕柔，千萬不要太用力，只要感覺有溫和的力量與微微的熱度即可。

5　彎曲拇指，用指節處依序按摩雙眼眼頭上方的凹洞（睛明穴；見

圖6-❺）、眉頭（攢竹穴；見圖6-❻）、眉峰（魚腰穴）、眉尾（絲竹空穴）、眼尾（瞳子髎穴），以上穴道位置見下頁圖7。每個穴道按摩36次。如時間充裕或需要，可增加按摩次數至108次。

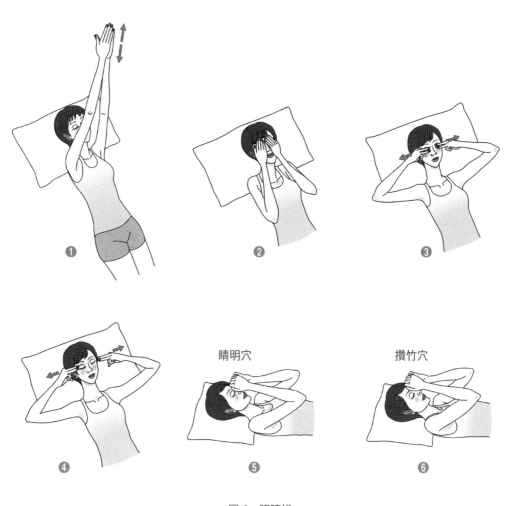

圖6　眼睛操

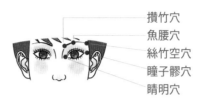

攢竹穴
魚腰穴
絲竹空穴
瞳子髎穴
晴明穴

圖7　眼睛操穴道

這套眼睛操，是我從今年（2022年）以112歲高齡仙逝的崔介忱老先生那裡學來的。他在1933年偶然由察哈爾省琢鹿縣清涼寺光明法師傳授一套功法，直到1977年、崔老先生67歲從警界退休後，才開始練習。整套功法的重點是，每天晨起依序按摩身上重要穴道，每個穴道按108次。他教我這整套功法時已90歲，但耳聰目明、行動俐落、肢體柔軟，尤其上身前彎能與大腿貼平，我看了瞠目結舌，心嚮往之。

不過，這整套功法做完需要2小時，當時還是朝九晚七上班族的我根本不可能辦到。但其中有一小部分是針對眼睛的，做起來很簡單，花不了多少時間。加上崔老先生說他每天勤練，退休前的老花眼、青光眼不藥而癒，到90歲還可以不戴眼鏡讀報紙。

剛好那時我開始有輕微老花現象，一時很難適應，尤其我兩眼視差大，右眼近視450度、左眼則不到100度，兩眼同時還有散光，原本右眼戴上隱形眼鏡矯正後，開車、看書都沒問題，但有老花後，戴上隱形眼鏡近的看不清楚，不戴變成遠的看不清楚，很是困擾。於是我下決心每天做這套眼睛操。

　　執行一個月後，我就發現視力大有改善。由於眼睛的血液循環變好，我的雙眼自然找到分工合作的方法。右眼看近、左眼看遠，自動達到調和狀態，連隱形眼鏡都不用戴了！

　　後來我在 TVBS「健康 2.0」節目中也示範過這套眼睛操，有位在跨國企業任職的觀眾照著做了一個月之後，視力從 0.4 恢復到 0.7！因為覺得太有效了，她還特別邀請我去他們公司演講，分享給更多人。我有位作家朋友，因為每天面對電腦寫稿，不到 50 歲就出現飛蚊症，她試著每天做這套眼睛操，三個月後飛蚊都不見了。

　　而我拜這套眼睛操所賜，很長一段時間都不用戴老花或近視眼鏡，雖然來到 70 歲，加上家族有青光眼病史，但白內障、青光眼這些老年易有的眼疾，至今仍未干擾我，是我受益最大的養生法之一。

　　剛開始我每次按摩 18 次，只按摩到魚腰穴，效果便已相當顯著。後來隨著年紀增長，為加強效果逐漸增加次數，並延伸到絲竹空穴（眉尾）與瞳子髎穴（眼尾）。若沒有時間做到 36 次，也可以從 6 次做起。

　　另外，我在寫稿眼睛疲勞時，還會閉上眼睛轉眼球，先順時鐘轉、再逆時鐘轉，然後再往上、往下動，各做 18 次或 36 次。這對舒緩眼睛疲勞非常有用，特別是上班族整天盯著電腦、手機，眼睛

**想看得
更清楚**　　請掃描 QR Code 觀看「起床操・眼睛操」示範影片。
　　　　　　https://lihi1.com/djwGz

的負荷很大，有乾眼症的人也很多，只要在眼睛感覺疲累或乾澀時轉一轉眼球，就能達到潤澤眼睛、改善循環的效果。

❖ 崔介忱老先生，1910 年 12 月出生，2022 年 1 月無疾而終，享年 112 歲。他的長壽健康法：「飯勿吃太飽，覺要睡得好，運動每天做，營養不可少，盡量找快樂，切莫尋煩惱，赤子心常在，百年也不老，不做虧心事，人格比天高，為人不貪墨，子孫也逍遙。」

4 按摩鼻翼

這一招對減輕、甚至消除鼻塞、鼻子過敏症狀十分有效。

功效

促進血液循環，減輕或消除鼻塞、鼻過敏症狀 。

步驟

1 按摩鼻翼外緣與法令紋交接處的迎香穴 36 下（見下頁圖 8-❶）。

2 如果鼻塞或過敏較嚴重，可以加按鼻通穴（又稱上迎香穴）36 次，它的位置在鼻翼軟骨上方靠近鼻唇溝（法令紋）開始的凹陷處（見下頁圖 8-❷）。

　　不論是按摩迎香穴或鼻通穴，都要注意找對穴道的位置，正確的鼻通穴與迎香穴按下去都有小小的凹陷，按壓會有痠痛感。按的時候要往下按摩穴道，而不是往中間擠壓鼻子，否則會摩擦到鼻子

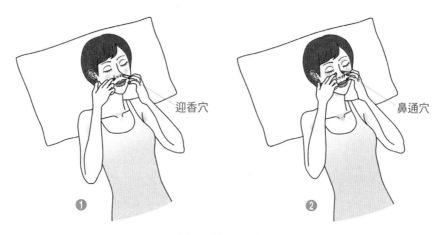

圖 8　按摩鼻翼

內部的黏膜，反而傷害了鼻黏膜，若原本鼻黏膜就已受傷，會讓症狀更嚴重。這是我自己犯過的錯誤，後來才領悟到正確的方法。

　　我曾經有非常嚴重的鼻子過敏症狀，那是在 1980 年代，我居住的公寓附近有許多地方在施工，空氣中含塵量很大，導致我每天早上起床都會不停咳嗽、打噴嚏，有時甚至要打二十幾個噴嚏。後來我搬離那個社區，加上每天按摩鼻子，過敏的症狀便消失了。

　　我有好幾位朋友都用這招改善了鼻塞和過敏，最嚴重的那位因多年過敏、鼻塞，最後影響到嗅覺，當他聞不到氣味時，整個人被嚇壞了（當時還沒有新冠肺炎），後來認真持續做這套按摩一段時間後，鼻子通了，嗅覺也恢復了！

想看得
更清楚　　請掃描 QR Code 觀看「起床操・按摩鼻翼」示範影片。
　　　　　　https://lihi1.com/8U1FR

5 揉耳朵

我自己的經驗是，揉捏耳朵對提升副交感神經的作用極有幫助。這個動作我也會在飯前或睡前做，費時不多，效果很有感。

功效

改善氣血循環、平衡自律神經的運作、強化臟腑功能、預防聽力減退與耳鳴。

步驟

1 雙手食指與拇指同時揉捏左右耳的每個部位，從上而下、再從下而上揉捏數次（見下頁圖 9-❶）。

2 耳窩的部位也要特別揉捏幾下。

3 往下拉耳尖幾次（見下頁圖 9-❷）、往上拉提耳垂幾次（見下頁圖 9-❸），再拉住耳朵往前覆蓋整個耳孔（見下頁圖 9-❹），所有動作重複幾次即可。

中醫認為腎開竅於耳，而且耳朵的形狀就像個倒過來的胎兒，身體的任何部位，都能在耳朵上找到相對應的反映點，也就是穴道。因此按摩耳朵不僅能健腎，還能打通全身穴位。以前許多老人家也常邊扭小孩的耳朵邊說：「扭耳、扭耳，呷百二。」

現代人由於工作與生活的步調快，通常都是交感神經比較亢奮，

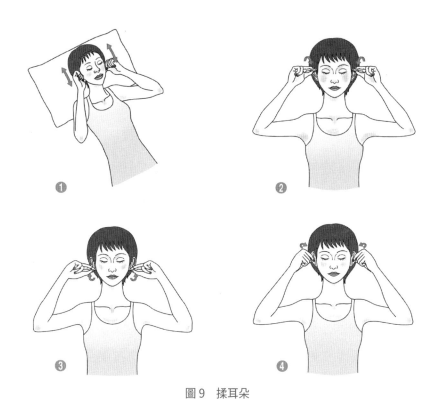

圖 9　揉耳朵

副交感神經較不敏感，以致在應該由副交感神經居優勢的睡覺與消化食物時間，卻仍是交感神經當道，也因而導致睡眠品質不佳或消化不良。而長期的交感與副交感神經運作不順暢、不平衡，也就是所謂的自律神經失調，容易引發各種健康問題。因此若能在早上醒來時就揉捏耳朵，可刺激交感與副交感神經的協調，幫助改善腸胃機能、放鬆肌肉、調整內分泌、促進血液循環。

想看得更清楚　　請掃描 QR Code 觀看「起床操‧揉耳朵」示範影片。
https://lihi1.com/a7E6M

6 乾梳頭

所謂乾梳頭，就是用手指取代梳子，來按摩與梳理頭皮和頭髮。

功效

促進頭部血液循環、調節大腦神經、改善頭暈、偏頭痛、減緩脫髮、預防白髮。

步驟

1　平躺床上，身體伸直，腹部核心用力，頭部、肩膀微抬。

2　雙手十指張開、微彎，指腹微微用力，從額頭髮際線往後腦勺髮際線按摩頭皮，做 36 次，整個頭皮都要均勻按摩到（見圖 10）。

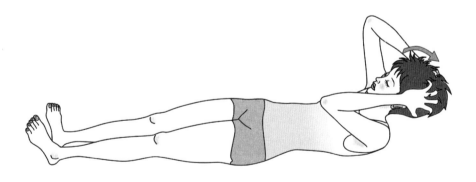

圖 10　乾梳頭

關於梳頭的保健作用，早在隋代的古籍中就有記載。由於頭皮表面有數十個穴位，還匯聚了督脈、膀胱經、膽經等經脈，因此中

醫認為藉由梳頭來刺激這些穴位與經脈，可促進血液循環、調和氣血，增加頭部細胞的營養及氧氣供給。崔介忱老先生的養生功法中，也涵蓋了乾梳頭，他每天要做梳頭 108 次。

做這個動作還可以順便鍛鍊核心肌群。剛開始做，如果腹部不夠有力，肚皮會抖動、痠痛，就讓它抖一下，慢慢的會更有力。

7 揉胸、推腹

胃經是十二正經中唯一貫通乳房的經脈，所以揉胸是調理胃經很好的方法，也有助於疏通乳房的氣血，減少淤阻。推腹有助脾胃健壯、氣血充盈、經脈暢通。

功效

強化胃經吸收營養和大腸經排泄功能，減少阻滯，調理脾胃，養好氣血，養顏美容。

步驟

1　搓熱雙掌。

2　揉捏胸部乳房及乳頭 36 次（見下頁圖 11）。

想看得更清楚　請掃描 QR Code 觀看「起床操・乾梳頭」示範影片。
https://lihi1.com/0KJ58

3　雙掌自心窩處由上往下用力推揉腹部至恥骨處，從左到右依次推
　　揉，共 36 下（見圖 12A 及下頁圖 12B）。

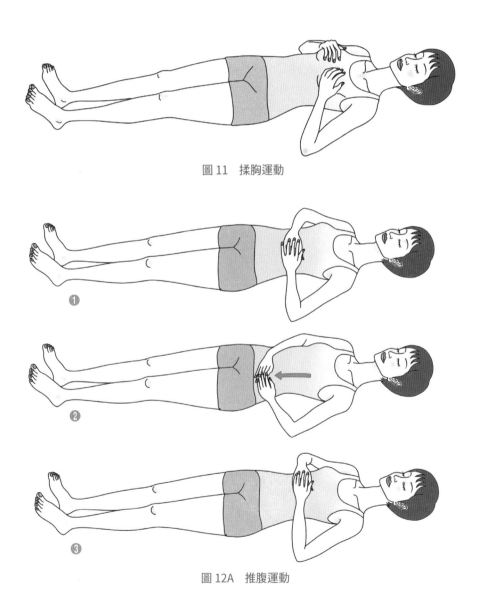

圖 11　揉胸運動

❶

❷

❸

圖 12A　推腹運動

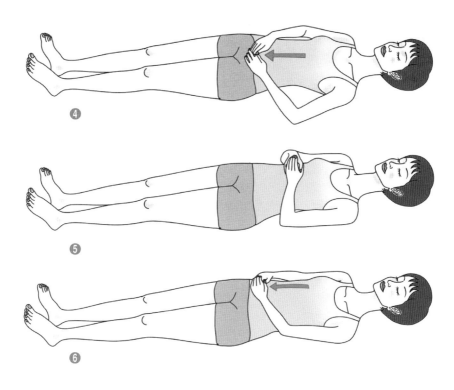

圖 12B　推腹運動

　　腹部容納肝、脾、胃、膽、大腸、小腸、腎、膀胱等臟器，所以稱為「五臟六腑之宮城，陰陽氣血之發源」。經過腹部的經脈，除了胃經還包括了十二正經中的任脈、腎經、肝經、脾經等重要經絡，還有衝脈、帶脈等，可以說，肚臍周圍就相當於人體的「中心」，上自咽喉，下至外生殖器，都離不開這個中心。

想看得更清楚　請掃描 QR Code 觀看「起床操・揉胸、推腹」示範影片。
https://lihi1.com/nRNhm

很多慢性疾患，都可以在腹部找到相應的阻滯點，將它推散揉開，不僅可以改善慢性病或疼痛，也可以預防疾病。尤其上午 7～9 點，正好是胃經循行時間，這時候揉胸、推腹效果最好。我也常在上廁所時做這個動作。

8 伸懶腰、用髖關節走路

這個動作對常常弓著背的上班族很有幫助，能把整個前胸、後背的經絡都慢慢舒展開來，順便伸直脊椎，減少椎間盤擠壓，以及僵硬痠疼和骨刺的產生。

功效

伸展按摩背部肌肉、擴張胸廓、活絡髖關節、矯正骨盆，而且能伸直脊椎。

步驟

1　移開枕頭，躺在床上，雙臂往頭部兩側伸直，雙掌交握往上翻帶動上半身往上伸，腳尖像跳芭蕾舞、帶動下半身往下拉，大大伸個懶腰，順便深呼吸 3 次（見下頁圖 13-❶）。

2　接著手臂維持向上、手掌鬆開、五指伸直，將注意力放在髖部，練習用髖部走路。

3　右臀往上提，伸展左手、左腳，拉長左半身（見下頁圖 13-❷）；

左臀往上提，則伸展右手、右腳，拉長右半身（見圖 13-❸）；像
毛毛蟲一樣，扭過來、扭過去。左右 1 組算 1 次，可做 6～12 次。
過程中自然呼吸不憋氣。

　　伸懶腰、深呼吸，是非常舒服的動作，可以擴張胸廓，吸進更
多氧氣，想多做幾次也可以。用髖關節走路，除了可以伸展按摩背

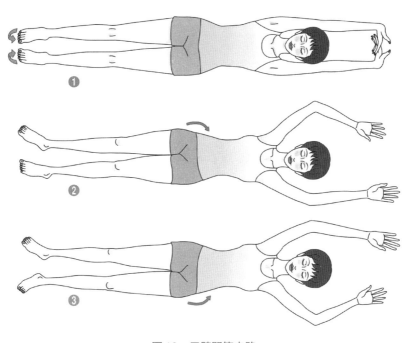

圖 13　用髖關節走路

**想看得
更清楚**　　請掃描 QR Code 觀看「起床操‧伸懶腰、用髖關節走路」示範影片。
https://lihi1.com/q537E

部肌肉，還可以活絡髖關節、矯正骨盆。髖關節是人體最大的關節，連結上、下半身，無論是站立、步行、跑跳、蹲跪，都要靠它，是身體最常使用的關節之一。髖關節一旦出問題，行立坐臥都會受影響。躺著扭動、活絡髖關節，是最安全舒適的方式。

我的
養生理念
02

經絡與微循環攸關病痛生死

為什麼我這麼重視起床操和經絡按摩，而且堅持每天做？除了效果好之外，同時也因為我深深了解經絡與微循環的重要性。中醫認為，經絡是運行全身氣血、聯絡臟腑肢節、溝通上下內外的通路，能「決生死，調虛實，處百病」，經絡如果不通暢，疾病就會找上身。許多疾病的發生都與經絡微循環受阻有密切關係，改善「微循環」即有助於提升「自癒力」，這是我最重視的養生觀念與方法之一。

人體非常複雜，有許多現象和功能到現在科學家還在皓首窮經努力研究中，中醫理論的核心體系「經絡」就是其中之一。《黃帝內經》記載：「經脈者，人之所以生，病之所以成，人之所以治，病之所以起。」說明了很多疾病的發生與經絡密不可分，而許多疾病也可以透過疏通經絡改善、治療。

經絡是密密麻麻分布於全身的網絡系統，由經脈及絡脈組

成。經脈是直行身體的主幹，有十二條正經聯結成環狀系統，另外還有奇經八脈；絡脈則是橫行的支幹。經脈及絡脈彼此相互聯繫，形成「氣」（能量）、「血」（滋養物質）與各種津液（體內的各種生理水液，包括體液及其他分泌液，例如胃液、腸液、淚液等）循環的網絡，並聯絡體表、四肢與臟腑，維持身體正常生理功能。

穴位是經絡氣血輸注出入的特殊部位，是人體微血管、神經、淋巴管最密集之處，也是針灸、推拿等療法主要的施做部位。

現代科學研究已證實，經絡是客觀存在的，在功能上與神經系統、心血管系統、淋巴系統、肌肉組織都有著非常密切的聯繫，但又具有相對獨立的結構和功能。

綜合言之，經絡被認為是連結神經系統、心血管系統、淋巴系統、內分泌系統、筋膜系統的「大循環系統」之一，包括體表微血管（毛細血管），是一組非常有效率傳遞生物訊息、傳遞修補損傷所需蛋白和溶質及細胞的通道，也是自癒養生法中最重要的一個微循環系統。

「經絡」如果暢通無阻，氣血得以順利運行全身，臟腑、皮肉筋骨、關節及其他組織可獲得滋養，身體便不會產生病痛；反之，經絡不通時，人體會出現一些症狀，比如腰痠、手麻、腿腫、頭痛、手腳冰冷……，累積一段時間後，先出現疼痛不適，更嚴重就形成疾病。

日常生活中，有時候會覺得渾身不舒服，但又沒有明顯的疾

病症狀，很可能是「經絡不通」惹的禍。因此，「保持經絡暢通」是中醫養生保健的最高原則，從古至今不斷發展的各種治療保健方法，如針灸、氣功、太極、武術，及推拿、敲打、按穴位、刮痧、拔罐……，無一不在促進經絡和微循環的暢通。

　　一些看似風馬牛不相關的疾病，如癌症、腦血管疾病、心臟疾病、糖尿病、失智症等，其實都跟微血管的「微循環障礙」有密切關聯。只是我們通常不知道那些疾病出現之前的小症狀，像是疲倦、無力、僵硬、痠痛等，包括中醫所謂的氣滯血淤，都是微循環不良的跡象，因而錯失了預防或改善微循環的時機，直到演變成器官病變。

　　尤其我們在睡眠時，血液流速會變慢，所以一醒來，動動手足，促進末梢血液循環，同時利用手掌摩擦生熱去熱敷、按摩臉部五官經絡穴道，可以達到擴張微血管、改善局部微循環、促進代謝的作用。

　　每天做，對減少局部氣滯血淤效果更好，只要一個月時間，就可以感受到乾洗臉、眼睛操、乾梳頭等動作改善氣色、減少皺紋，促進眼部、頭皮微循環順暢所帶來的效果。

　　通常從 40 歲開始，微血管內皮細胞的新陳代謝就會變慢，到了 60 歲，微血管的數量幾乎減少 40%。如果有高血壓、高血脂、高血糖等疾病，更容易使血管壁因堵塞、失去彈性而導致管腔縮小，終至變成「幽靈血管」或脫落。

　　我曾經在「健康 2.0」節目中透過儀器觀察我手指末梢的微

血管，發現血流順暢，但是也有來賓手指末梢微血管歪七扭八，血液流動緩慢、甚至閉鎖；而我的雙腳因為常穿高跟鞋，飽受折磨，所以在腳踝附近常常看到紫紅色的微細血管，歪七扭八，像蜘蛛網一樣糾結纏繞，難怪我不時會扭到腳踝，而且扭傷不容易好，我認為跟足部的微循環不佳有關。所以隨著年齡增長，我除了改穿球鞋，起床操也從一開始的乾洗臉、眼睛操、乾梳頭逐項增加，以減緩老化所帶來的影響。

現在年輕一代飲食、睡眠、生活習慣不佳，加上久坐、暴飲暴食、亂減肥瘦身，導致血管出現脂肪斑塊、微血管提早老化，經絡堵塞，細胞得不到營養、廢物排不出去、身體無法修復、器官功能變差，輕則像我當年一樣，疲憊、胃痛、便祕、感冒、腸胃炎輪番出現；重則心肌梗塞、癌症都有明顯年輕化趨勢。

以心肌梗塞為例，十年來發生率增加 67%，其中 35～54 歲間的中壯年急診就醫人口增加近 80%，特別是 35～39 歲，每 10 萬就診人口中，心肌梗塞患者整整多了一倍，40～44 歲患者也增加84%，45～49 歲患者增加 68%。

心肌梗塞跟心臟發生微循環障礙，引起心肌供血不足有關，症狀有胸悶、心悸、心律不整、心絞痛，乃至心肌梗塞。因此我建議最好從 30 歲就開始做好微血管、微循環的保養，經常運動、拍打或揉按經絡、多喝水、改善飲食和睡眠，戒除香菸、檳榔、酒等不健康嗜好，預防因生活型態不良所導致的各種慢性疾病，讓自己更健康。

7:00
起床後

- 測量身體健康指數
- 早上第一杯救命水
- 每天為自己望聞問切
- 好好刷牙是健康第一要務
- 邊洗臉邊幫自己微整形
- 上醫醫未病

測量身體健康指數

我每天早上下床、如廁後第一個動作就是測量體重和體脂。

天天測量的好處是，可從數字變化檢視前一天或這幾天的飲食、運動、睡眠使身體產生哪些變化，好則繼續保持，不理想則即時採取行動因應，偏離的體重和體脂很快就能回到常軌，這是保持健康最有效的方法。

功效

了解身體狀況，記錄數字，及早發現變化並採取行動，是自我健康管理很重要的一步。

步驟

1　測量體重和體脂。
2　測量血壓和血糖。

現在坊間很多體脂計測量時的接觸點除了腳部，還有手部握把，一共四個點，這樣測量較準確，包括體重、BMI、體脂肪率、骨骼肌率、內臟脂肪、基礎代謝率及身體年齡，一共七個數字一次完成。有些還有 Wi-Fi，加上廠商自行開發的 App，可以幫你記錄及分析這

些數字背後的意義。

　　我買得早，沒有這些先進功能，但我每天記錄，一樣可以掌握身體最新狀況及變化。測量體脂前 2 小時最好不要喝水或飲食，所以下床後是測量的好時間。

　　三高常常在不知不覺間上身，不少人是在心臟病發或中風、瀕臨洗腎時才知道自己早已有三高癥候，並已錯過可調整期。小小監測能發揮很大的效果，也可以減少很多憾事，所以我建議高風險群從 40 歲開始養成測量血壓、血糖的習慣。

　　因為父母都有高血壓病史，雖然我平時很注意飲食和體重，但邁入 60 歲後即開始採取預防措施，養成每日測量、記錄血壓的習慣。若像我一樣家族有高血壓病史，或本身體重、體脂超標，體型中廣，以及健康檢查有紅字的人，都應該每天或每個月抽出一週的時間定期測量血壓，以掌握血壓的變化，防範未然。

　　我是在 65 歲以後開始定期監測血糖，也是因為家族有病史，而且血糖與基因關係密切，所以開始每兩週監測一次，果然發現一向穩定的血糖在大吃大喝或旅行期間無法依照家中正常飲食的模式，就會稍微飆高，有了數字佐證，除了自我調整控制，更容易說服先生少吃甜點零食。

🕐 早上第一杯救命水

　　早上起床喝 1 杯溫開水補充水分可說是非常必要，不僅能稀釋血液濃稠度，促進血液循環與身體的新陳代謝，還能減少因體內缺水、腸道蠕動不力所造成的便祕。

功效

補充水分、促進血液循環與新陳代謝、減少便祕。

步驟

1　起床後先用清水漱口。
2　喝 200～300 毫升溫開水。

　　每天起床先用清水漱口之後，我就會去喝 200～300 毫升的溫開水，補充身體經過一夜睡眠後流失的水分。

　　早上的第一杯水，有「救命水」之稱。因為身體在睡眠中會流失水分，而血液中血漿的成分 90% 是水，當血漿中水分不足，心臟為了補償血液減少的狀況，會跳動得比平常更快，因而容易產生心悸；同時，血液黏稠度增加，血流變慢，容易形成血栓，這也是心肌梗塞、梗塞性腦中風最常發生在上午 6～9 點的原因。

有些年長者半夜會起身上廁所，也會流失水分，建議在床頭放個保溫杯，上完廁所可以喝一、兩口水補充流失的水分。

不過，也不要因為急著補充水分而牛飲整杯水，那只會增加腎臟的負擔，加速排尿的速度，讓喝下去的水立刻流失。因此記得無論何時，喝水時都要小口、小口的喝，每口不要超過 150 毫升，才能真正達到補充細胞水分的目的。

每天為自己望聞問切

每天早上刷牙洗臉時，我都會花 1 分鐘，仔細看看鏡中的自己。並非因為我特別愛美，而是我們的臉會透露許多身體健康方面的訊息，透過觀察臉部，可以了解自己的身體狀況。中醫診察基本方法「望聞問切」中的「望」，就是觀察。我每天就用這一分鐘照鏡子的時間，觀察自己臉上的變化，並據此來做為調養身體的參考，我認為這是關心自己、愛自己的一種方式。

那麼照鏡子時要觀察什麼呢？我通常會觀察以下幾個部分：

1 臉色

首先可以看的，就是臉色。按照中醫的說法，不健康的臉色可

分為「青、紅、黃、白、黑」五種，對應著「肝、心、脾、肺、腎」五大臟腑的病變。

例如：臉色發青可能是肝火太旺；臉色泛紅可能有心血管疾病或高血壓；臉色蠟黃可能有肝膽或消化方面的問題；臉色蒼白可能是呼吸系統較弱；臉色發黑是指氣色很暗沉，容易有內分泌、生殖系統、代謝功能方面的問題。

2　眼睛

觀察眼睛有沒有發紅或有血絲，若有，就代表體內的火氣較旺、身體缺水或眼睛有感染。眼白若發黃，可能是黃疸的前兆或肝有受損跡象。眼睛黑白分明，才是身體健康的表徵。

接著可以留意眼睛有沒有眼屎，若有，也是體內火氣比較大的跡象。還有上下眼皮是否有水腫。由於眼皮微血管很細密，只要身體水分排除不佳，就容易有水腫的現象。

偶發性的水腫可能跟吃太鹹有關，若經常發生水腫現象，就要小心腎功能可能比較低下。

3　臉上有無長痘痘？

我年輕時當主播，最在意一覺醒來臉上長了顆大痘痘，怎麼化妝都遮不住。臉上長痘痘，除了皮脂腺過度分泌、細菌感染導致發炎、外在環境刺激等因素，從痘痘長在臉上的部位，也可以看出身

體相對應的臟腑可能失去了平衡。

如痘痘多長在額頭，從中醫角度來說，是因為心火旺、血液循環和肝臟排毒不暢所致，改善的方法是不要熬夜，晚上早點睡，多喝水，可吃甜菜根、番茄、紅椒、蘋果等紅色蔬果。

其他常見的部位與原因包括：

▶ 太陽穴長痘痘，原因可能是飲食太油膩，或吃太多加工食品，以致膽囊負荷過量，甚至堵塞。

▶ 如果長在鼻頭，問題可能在胃火過盛、消化系統異常，要少吃刺激性和生冷食物。

▶ 右臉頰長痘痘，要注意肺功能是否異常，也可能是易過敏的體質，平時要注意呼吸道的保養，多吃梨、銀耳、山藥、百合等白色潤肺食物。

▶ 左臉頰長痘痘，要注意是否肝火旺、壓力大、常熬夜，可多吃新鮮綠色蔬果。

▶ 下巴長痘痘，通常是受經期的影響或內分泌失調，吃點黑色食物可以改善，如黑芝麻、黑木耳、黑豆等。

如果過了青春期還不時冒痘痘，或是痘痘長在同一部位連續三週以上，而且是紅腫、化膿型的痘痘，就要特別注意，可以找中醫調理，或從飲食、起居來改善臟腑健康。

4 臉上有無長斑？

女性朋友通常很在意自己臉上長出斑點，除了愛美的考量，其實斑也是身體健康的晴雨計。血液循環不好、色素沉澱，就容易長出斑點，所以臉上不同部位長的斑，常代表身體不同器官的問題，經常觀察，事先防範或調養，有助於疾病的預防。

記得以前我的下嘴唇出現一個黑點，看起來像痣，我以為是美食痣，代表自己有口福，還滿開心的。奇怪的是，在我喝精力湯一段時間之後，腸胃功能改善，它竟然不知何時悄悄消失了。

之後主持「健康 2.0」節目，有位中醫提到，下嘴唇有黑色斑點，代表胃部出了問題，要小心罹患胃癌。我那時才明白，原來是因為我原本的胃疾在長期喝精力湯之後改善了，下唇的色斑才隨之消失，心頭不禁捏了把冷汗。後來我如果看到下唇有黑褐色斑點或斑塊的朋友，都會善意的詢問他胃怎麼樣？結果幾乎十之八九長期以來都受胃病所擾。

其他常見的部位與原因包括：

▶ 年輕女性臉上長斑通常和內分泌有關。除了妊娠期或口服避孕藥的影響，也可能是內分泌失調，如月經不調、痛經、子宮及輸卵管和卵巢發炎、不孕症等。

▶ 年長婦女臉上容易長出黃褐色的斑，通稱「肝斑」，是肝鬱氣滯的現象，一般是情緒抑鬱與體力透支，身心疲乏所引起。

　　除了找醫師檢查、改善飲食，也要多休息，放鬆心情。

▶ 發現鼻頭出現斑點時，要提防脂肪肝或膽囊疾病。

　　當然，臉上忽然出現斑點也提醒了自己要注意平常是否做好防曬工作，紫外線照射會對皮膚造成氧化性破壞，加快肌膚老化，導致皮膚乾燥粗糙、鬆弛下垂、產生皺紋，嚴重還可能導致皮膚癌。人體的黑色素細胞感受到紫外線，更會加速分泌黑色素，造成皮膚蠟黃暗沉、斑點增多及膚色不均。所以不論是愛美或追求健康，還是要適當防曬。

5　嘴唇、舌頭、舌苔與口氣

　　唇舌也是中醫望診重要的一環。從中醫的角度來說，惱人的嘴唇乾燥有可能是「脾胃」出狀況。另外當身體缺乏維生素 B_2、維生素 C、維生素 A 這三種必需維生素時，就容易口角破裂、紅腫，以及嘴唇黏膜乾燥。

　　水喝不夠也是嘴唇乾燥甚至脫皮的主要原因，但愈少喝水的人愈不會感覺口渴，所以不妨經常看看嘴唇的狀況，提醒自己補充水分。女性嘴唇乾還有可能是妝沒卸乾淨。改善了這些小缺點，就可以保有紅潤的雙唇，同時也促進了身體的健康。

　　根據中醫理論，正常健康的舌頭，應該是「淡紅舌質、薄白舌苔」。「淡紅舌質」是指舌體本身應呈現淡粉或淡紅色，若偏白，

代表身體比較虛寒；若偏紅，則代表身體比較燥熱。可根據舌頭前端與邊緣的顏色來判斷。

而「薄白舌苔」，則是指正常的舌苔應該呈現均勻、薄薄的白色。若太厚、帶有黏膩感、帶黃色、黑色，舌苔不均勻或沒有舌苔，都代表身體出了某些問題。一般來說，出現不正常的舌苔，大都是消化系統不良。

其他常見的異常狀況包括：

▷ 若舌苔又白又厚，代表消化功能不佳、腸胃溼氣重，可以吃點四神湯。

▷ 舌苔厚膩、偏黃色，又有口臭、便祕的情況，代表身體火氣大、營養過剩，要少吃燥熱刺激食物，多吃蔬果五穀。

▷ 舌頭鮮紅、沒有舌苔、兩側有齒痕，常感覺頭重重的，大便偏稀，代表身體水分代謝失常。

▷ 舌苔不均勻有可能是遊走性舌炎，出現黑色舌苔的原因較為複雜，有這兩種情形，最好請醫師診斷。

除了舌頭，也可順便留意一下口腔是否有不好的味道。壞口氣最廣為人知的原因，就是俗稱的「火氣大」，但其實口腔、牙齒、鼻子、消化道、肝、肺等許多器官的疾病，都可能導致口臭。若出現口臭，可以先從調整口腔衛生與飲食、生活習慣著手，若仍無法

消除，就必須尋求醫師的協助。

6 舌下青筋

這也是我經常觀察的部位。我們的舌下有很多舌下靜脈叢，張開嘴將舌頭往上頂，就可以看見舌繫帶兩旁的舌下青筋。

《黃帝內經》記載：「心開竅於舌。」而舌下青筋可以反映心血管的狀態。這兩條舌下靜脈，正常應該是呈現細細的、無突起的淡青色。

以下情況必須特別留意：

▶ 舌下青筋的顏色變青紫，可能是寒氣入侵，體內的寒溼過重。

▶ 青筋突然異常凸起，要小心是否血壓升高，或有血淤的情形。

▶ 青筋的顏色偏暗紫又有曲張現象或瘀斑，要小心可能是心血管異常的徵兆。

觀察舌下青筋可以在其他問題還未顯現的時候，就讓我們提高警覺，是相當好的一個風險指標。

我的舌下青筋一向很乾淨、正常，但有一段時間，我面臨比較大的壓力，休息的時間也不夠，就發現自己的舌下青筋變粗、顏色也變深，我立刻警覺，趕快自我調整，恢復正常的生活，調適心情，常用手肘按揉內關穴（拇指第一關節的橫寬為 1 寸，內關穴位於手

腕內側橫紋上 2 寸，將手肘放在手腕內側，正好可以揉按到），補益氣血並促進循環，過一段時間舌下青筋也就回到正常的狀態。可見每天刷牙洗臉前多看自己兩眼，真的是一個觀察並調整自我健康情況的好方法。

7 最後一節手指指腹末梢

如果它是紅潤飽滿的，代表末梢氣血循環都很好。反之，如果指腹皺皺的，代表氣或水不足；如果顏色蒼白，代表血不足。記得我在主持「健康 2.0」時，有位老中醫很自得的向我展示他的指腹，說他很滿意到 80 歲還能擁有氣血飽滿的指腹，我驀然領悟，原來這也是一個隨時可以觀察的健康指標，不花時間、不花錢。

從此，我經常觀察我和先生的指腹末梢，一開始常常是皺皺的，尤其在電腦前工作了比較長的時間之後。此後，我更注意每天晨起做腹式呼吸、瑜伽、經絡操、注意喝水、關注姿勢、久坐時隨時動一動，逐漸的指腹末梢也紅潤飽滿起來，真是一分努力，一分收穫。

好好刷牙是健康第一要務

口腔的清潔健康，和全身的健康都息息相關，好好刷牙不僅可

以預防或防止牙周病繼續惡化，還可以預防全身性慢性發炎，降低罹患心肌梗塞、糖尿病、阿茲海默症和癌症的機率。這是因為牙周病不但會傷害牙齒、牙齦，多達數兆的牙齒細菌以及細菌分泌的物質還會透過牙齦的血管進入血液、循環全身。

功效

減少牙菌斑、牙周病；預防全身性慢性發炎；降低心肌梗塞、糖尿病、阿茲海默症、癌症的機率。

步驟

1　採用貝氏刷牙法的口訣「321」。

2　每天 3～4 次。

3　飯後立刻刷（吃完東西就刷更好）。

4　小心踩地雷。

你會刷牙嗎？

這個問題可能會讓你生氣？不滿？或啞然失笑？其實大部分人包括我自己，可能從小都沒有用對方法刷牙。因為根據國健署的調查，台灣有 90% 人口都有牙周發炎的現象，兒童蛀牙的情況也很嚴重。為什麼 75% 的國人每天刷 2 次牙，牙齒的問題卻還是那麼多呢？最可能的原因就是：方法錯了，頻頻踩地雷。

好好刷牙包括以下幾個祕訣：

1 請用貝氏刷牙法

這是目前醫界公認最有效的刷牙方式。

2 記住口訣「321」

▷ **3面都要刷**：牙齒分為外側、咬合側、內側共 3 面，都要刷到。

▷ **2顆一起刷**：牙刷與牙齒成 45 度角，刷毛要碰到一點點牙齦，每次 2 顆一起刷。

▷ **來回刷 10 次**：牙刷來回刷 10 次，千萬不要太過用力，以免傷到琺瑯質。

3 慎選牙刷，要軟、小、直

▷ **軟毛**：毛太硬的牙刷會對牙齒及牙齦造成傷害，也容易因為刷牙時施力不當造成牙齒耗損，進而引發敏感性牙齒等問題。

▷ **小頭**：刷頭太大的牙刷在刷牙時會有許多死角，尤其是在刷大臼齒等內側位置時，刷頭容易被軟組織卡住而刷不乾淨。

▷ **刷毛直立**：直立的刷毛能夠有效率的清潔牙齒表面，刷毛分岔時就代表要換牙刷了。

▷ **刷毛不要太密**：太密的刷毛容易卡到食物殘渣，不易清潔，成為細菌孳生的溫床。

別踩刷牙地雷

1　很多人刷牙時喜歡把牙刷弄溼，接著在刷毛上沾滿牙膏，其實這樣容易讓你滿口泡沫，刷幾下就以為刷乾淨了。正確的方式是直接把牙膏擠在乾的牙刷上，不必太多，輕輕壓下，讓牙膏嵌入刷毛，這樣能更完整的利用到牙膏。

2　很多人以為刷牙只要刷牙齒就好，其實刷牙最重要的是清潔牙齒靠近牙齦處及咬合面，因此刷牙時必須涵蓋一點牙齦，最好要刷進牙齦溝內，對牙周健康的維護才有較大幫助。

3　記得掌握「黃金 10 分鐘」原則，餐飲後的 10 分鐘是口腔酸性的高峰期，酸性會破壞口腔健康，最好每次吃完東西後就刷牙，即便只是吃白飯或水果，吃完也要記得刷牙，才能保持牙齒健康。養成刷完牙不吃東西的習慣也會減少吃零食、喝飲料的機率，一舉兩得。

4　先漱口、再刷牙，可以減少對牙齒的傷害。

5　在外不方便刷牙或找不到水龍頭時，我便改為「乾刷牙」。將隨身攜帶的牙刷用保溫杯的水清潔潤溼一下，然後照上述方式刷牙，不用牙膏也一樣可以將牙齒刷得很乾淨，乾刷牙的同時會有許多唾液源源而出，牙刷不會發臭。這是一位牙醫師教癌友的，我學起來照著做，發現果真如此。

美國曾進行大規模研究發現：牙周病會提高罹癌機率約 14%，

推測可能和牙周病導致的體內發炎反應有關。國健署補助 30 歲以上有嚼檳榔（含已戒）或吸菸習慣的民眾，每兩年一次的免費口腔黏膜檢查，可惜知道的人不多，如果自己或家人符合資格，記得按時進行檢查。

在相關慢性疾病中，糖尿病和阿茲海默症與牙周病及牙齒健康關聯度特別高，尤其高齡者的牙齦、黏膜較弱，唾液分泌量也較低，一定要比年輕時更勤於刷牙。理想的狀況是，中年以後三餐飯後及睡前都要刷牙，而且每次最好刷滿 5 分鐘。同時因為牙齦萎縮、齒縫變大，牙間刷和牙線的使用也不可少。平常用餐也可多吃一些富含膳食纖維的蔬菜，提高咀嚼次數，讓唾液分泌增加，以淨化口腔並且殺菌。

多咀嚼對預防失智症非常有效。日本失智症權威長谷川嘉哉醫師是醫學博士兼腦神經內科專家，每個月診治 1,000 名失智症患者，數十年來累積超過 20 萬名病人，他發現要避免失智或失能，口腔的「咀嚼力」與「牙齒數目」很重要，因為大腦裡的神經血管有廣大的範圍和口腔及牙齒相連結，口腔的神經分別占據全腦運動及感覺神經的 1/3，若再算入與嘴巴相連的顏面神經，甚至占了 1/2。

換言之，光用牙齒咀嚼就能廣泛的活絡大腦，唯有大腦裡的血流順暢，才能沖走造成失智症的 β 類澱粉蛋白。相反的，若牙齒掉光無法咀嚼，腦部刺激就會減少，腦神經也會逐漸退化。正因如此，最容易讓成年人喪失牙齒的牙周病，成了失智症的源頭。所以日本

早在 1989 年就開始發起「8020」運動，意思是「即使到了 80 歲，也要留下 20 顆自己的牙齒」。

　　自己的牙齒如此重要，能不好好珍惜嗎？趕緊算算，你現在嘴裡有多少顆自己的牙齒？

　　蛀牙也是造成缺牙的原因之一，所以沒事多做相傳活了 140 歲的唐代藥王孫思邈提倡的養生法：漱玉津（玉津即津液、口水），不但能促進唾液分泌，防止蛀牙，還能強健腸胃、延年益壽。

[同場加映] 藥王孫思邈的養生法：漱玉津

1 口微合，將舌頭伸出牙齒外，由右方上牙面開始，向左慢慢轉動，再轉至下牙面最右方，一共轉 12 圈，然後將口水吞下去。之後再由左上牙面開始，反方向轉 12 圈。

2 口微合，這次舌頭不在牙齒外邊，而在牙床裡，左轉 12 圈後吞口水，然後再反方向轉 12 圈。

從現代科學角度分析，口水不只能淨化口腔、抑制細菌，還含有大量酵素，能促進消化、提升免疫力，因此經常做這運動，還可以健胃整腸，延年益壽。

🕐 邊洗臉邊幫自己微整形

　　洗臉可以清潔臉部皮膚，但你可能不知道洗臉也可同時雕塑臉型！這是莊淑旂醫師教我的妙招之一。

功效

　　排毒、消除臉部水腫，讓氣色變好。

步驟

▶ 第一個動作

在用水把臉潑溼、抹上洗面乳準備洗臉時，或洗完臉抹乳液時做。

1　右手放在左耳耳垂下方，食指與拇指在上，其他三指在下，輕托住下頷骨（見下頁圖 14-❶）。

2　沿下頷骨往右耳垂按壓提拉，在下方的三指同時稍稍用力（見下頁圖 14-❶）。

3　換左手沿下頷骨從右耳垂往左耳垂按壓提拉（見下頁圖 14-❷）。

左右邊各做 6 次或 9 次。力道不宜太輕，也不宜太重，要感覺中指、無名指與小指按摩到頷下的淋巴結。

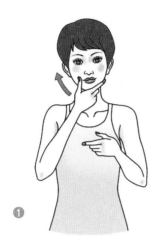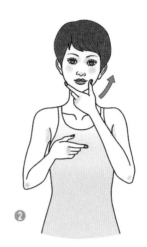

圖 14　洗臉第一個動作

▶ 第二個動作

我通常在抹精華液或面霜時做。

1　雙手手掌朝外，四根手指分別輕扶兩耳耳後（見下頁圖 15-❶）。

2　大拇指從鼻翼兩側的迎香穴沿著顴骨下緣，經過顴髎穴，到耳前
　　方凹陷處的下關穴（見下頁圖 15-❷），大約是呈一個微笑弧形的
　　路徑，往鬢角的方向略微施力按摩（見下頁圖 15-❸）。

　　剛開始若按起來會疼痛，就代表氣血有淤塞的現象，只要持續
按摩，疼痛感就會愈來愈少。

　　莊淑旂醫師說：「在洗臉時可順便做兩個動作，分別是按摩頸
部靠近下巴處的頷下淋巴結，以及下巴至耳前的耳下腺淋巴結。」

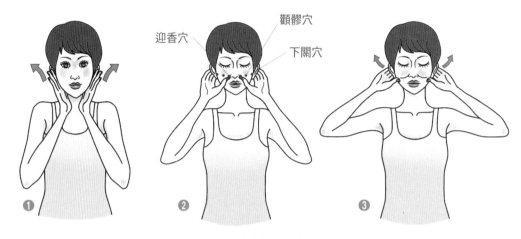

圖 15　洗臉第二個動作

這些都是容易積存毒素的部位，常常按摩有助於排出毒素，消除臉部水腫，讓氣色變好，而且非常簡單。

我連續做了幾週之後，就發現臉部的水腫消失，下巴變尖了，還可以改善雙下巴。只是有段時間比較忙，再加上自我感覺良好，沒有持之以恆，非常可惜，不然臉部的肌膚會更加緊實。

至於第二個動作，我更是感受深刻。當年因為長年熬夜、身體疲勞、飲食不均衡加上心理壓力大，新陳代謝很差，臉部經常浮腫。做了莊醫師所教的第二個動作時，大拇指按摩經過之處都非常痛，這是因為顴骨下緣凹陷處也常常容易積存廢物、水腫、淤塞，在按

想看得
更清楚　請掃描 QR Code 觀看「邊洗臉邊幫自己微整形」示範影片。
https://lihi1.com/LOSHL

摩疏通的過程中就會有脹痛的感覺。

　　不過這個動作可是好處多多，按摩迎香穴可以減少法令紋；從迎香到顴髎穴可以提拉臉部線條、消除臉頰浮腫；到下關穴可以使臉部器官回到正確的位置，讓臉部更對稱，整體還能增強肌膚彈性、改善鬆弛或皺紋。我勤於按摩一段時間之後，發現按摩時不再疼痛，臉部水腫隨之消失，五官變得更立體，非常開心。不過要有這麼好的效果就得天天按時照表操課，後來情況改善了，加上事情忙，慢慢就懶怠下來，現在我下定決心要恢復這些好習慣了！

　　我一向認為美容就是養生，養生就是美容，因為當血液循環不良，人的氣色就不好，精氣神也會不足，看起來當然不會美麗。如果我們能培養良好的健康習慣，讓氣血充足，那種由內而外煥發的自然、健康之美，才是最值得追求的。

我的養生理念 03　上醫醫未病

　　《黃帝內經》說：「上醫醫未病、中醫醫欲病、下醫醫已病」，意思就是說：醫術最高明的醫師，是在病人發病之前給予建議，讓他不生病；次一等的醫師就在病人快要發病之時給予醫治；最下等的醫師就是在病人發病之後才給予治療。

　　要實踐這種「預防疾病發生；或一有症狀即刻治療、避免形成真正疾病」的原則，除了定期做健康檢查、平日常量血壓，定期監控血糖之外，還可以透過觀察身外的皮毛、五官、手部來監控自己的健康。

　　我們的五官可以是「疾病警報器」。這是因為通過經絡的傳導，內臟的病變可以反映於外，表現在某些特定的部位或與其相應的官竅，每天觀察一下自己的五官變化，就能掌握一些關於五臟六腑的健康狀況，甚至找到一些疾病的蛛絲馬跡，提早注意因應、治療並加以改善。

　　根據《黃帝內經》記載，五臟與七竅的關係如下：

> ▶ **心**：主血脈，其華在面，開竅於舌。
> ▶ **肺**：主皮毛，開竅於鼻。
> ▶ **脾**：主身之肌肉，其華在唇，開竅於口。
> ▶ **肝**：主筋，其華在爪，開竅於目。
> ▶ **腎**：主骨，其華在髮，開竅於耳及二陰。

　　所以骨質不好、早生華髮是腎氣也就是先天之氣不足；耳朵的疾病如耳鳴、耳聾和腎經、腎氣也有關係。再以肝開竅於目來說，很多眼睛的狀況其實反映了肝經的狀況。如肝血不足，會出現兩眼昏花、視物不明的情況；肝火旺盛，就可能會出現眼紅腫痛；肝陰虛，眼睛乾澀模糊；肝氣鬱結，則會導致口苦目眩。

　　另外肝主筋，其華在爪，因此肝血不足，則指甲軟薄，肝血

充足則指甲明亮。我的指甲從小軟薄易斷，家族中頭髮出現少年白的不少，我的鼻梁在山根處有橫紋，這是心臟不好的現象，我媽媽亦有同樣的橫紋，在 50 歲就因蜘蛛膜下腔出血而過世，這些都透露了我先天臟腑的狀況，提醒我注意保養。

　　所以明白導致現象的因，便可以透過按摩、拍打、針灸經絡去強化、改善相關器官或臟腑的功能。而導致疾病的外邪，如風、寒、暑、溼、燥、火（熱），也是透過經絡傳導進入人體，先是從毛孔、穴道進入皮膚、肌肉、最後深入臟腑，如果我們能在第一時間察覺，去除外邪，加強調理，可以防止小病變成大病。所以經絡既是我們致病的因，同時也是我們治病的方法。

　　經絡不僅會隨著時辰循行而變化，也會跟著季節天候而變化。《黃帝內經》強調人「與天地相應，與四時相輔，人參天地」，意即天地這個大宇宙和人體這個小宇宙是聯繫在一起的，人與自然息息相關，天干地支、四時氣候變化都會影響人體的生理現象。

　　因此《黃帝內經》提出四季養生的要點：「春生、夏長、秋收、冬藏，是氣之常也，人亦應之。」提醒我們：春季的三個月和夏季的三個月，要睡得晚、起得早；秋季的三個月就要睡得早、起得早；而在冬季的三個月就應該睡得早、起得晚、一定要等到太陽升上來以後再起床。

　　我對經絡很感興趣，是因為在學習過程中發現，無論是拍打、針灸或做穴道瑜伽課程，都能感受到經絡對健康的影響和效

果。譬如我上的穴道瑜伽課程，指導老師是 100 多歲的上海老中醫，他會根據節氣指導我們該特別疏通哪些穴道與經絡，否則容易發生哪些現象或疾病。

而我和同學們常常發現與自己的身體狀況若合符節，譬如從來沒痔瘡的我有一天忽然出現痔瘡現象，我百思不得其解，結果當週上課，看到課程要點是疏通下焦預防痔瘡，不禁啞然失笑，也暗自感嘆人與節氣的相應，還好我努力疏通下焦，節氣過了，痔瘡現象也好轉了。

7:30
早餐時間

1

- 一整天健康活力的來源：精力湯／綠拿鐵
- 最有效率的全食物養生法
- 吃錯蛋白質，肌少、肥胖、三高跟著來
- 豆類加穀類可提高蛋白質利用率
- 用全食物做化療、抗憂鬱、防失智

① 一整天健康活力的來源：精力湯／綠拿鐵

　　早餐是我最重視的一餐，二十多年來，除了出國，我每天早上必喝 1 杯精力湯。就這樣每天 1 杯，讓我排除體內毒素，甩掉藥罐子的稱號；讓老公的肝始終健康、連 B 肝病毒都消失了；更讓我們成功孕育兩個寶寶、健康成長。

　　因為深深感受到精力湯對我們全家人帶來的好處，所以我多年來大力推廣，也因此幫助許多讀者、粉絲藉助精力湯變苗條、消除便祕、改善皮膚、降三高、抗老化、更年輕，甚至還利用這個方法抗癌成功。

　　但是仍然有很多人不清楚什麼是精力湯，甚至對它有誤解，認為這種用蔬果打成的健康飲品一定不好喝。

　　正好身邊有位學設計的同事，剛過 40 歲腰身就開始有游泳圈，有回彎腰繫鞋帶，累得直喘氣，差點站不起來。

　　他還在念小六的兒子小 V 看了非常著急，因為媽媽經常在家裡打蔬果汁，所以他也學會打蔬果汁給自己喝，於是就與爸爸來個男子漢的約定，逼爸爸用蔬果汁來瘦身，並且進行了「地獄式」的 10 天全蔬果汁飲食。

　　結果短短二、三個月，這位同事就搖身一變，不僅游泳圈沒了，

身材變好，再加上剪了新髮型，添了新行頭，整個人看起來年輕了10 歲，立刻從中年大叔變身帥氣型男。

我眼看著這一切變化，大受鼓舞。心想這位嗜糖如命、被同事戲稱螞蟻投胎的小 V 爸都能藉天然蔬果汁輕鬆瘦身成功，相信一定能吸引很多上班族一起甩油瘦身變健康，於是鼓勵他成立線上社團與更多人分享，還把這杯蔬果汁定名為「綠拿鐵」。

果然在小 V 爸的真誠分享下，「綠拿鐵同好會」社團大為成功，現在有 20 多萬名會員，橫跨三大洲十幾個國家和地區。

許多人在「綠拿鐵同好會」內分享自己和家人喝綠拿鐵瘦身成功、戒掉不良飲食習慣、三高從紅字變藍字、改善失眠、心情變好，以及讓孩子愛上吃青菜等美好體驗。「每天 1 杯綠拿鐵」儼然成為許多上班族的健康新生活運動。

其實，不論稱它為精力湯或綠拿鐵，都是由當季新鮮蔬果、富含好油的天然堅果、好的植物性蛋白質，再加上富含礦物質的好水，用調理機攪打而成。

差別只在綠拿鐵門檻更低：使用的食材更普及，準備起來更方便；蔬菜的量稍微減少，讓滋味更容易入口；目的是為了幫助生活忙碌、經常外食或不喜歡吃青菜的人，用喝的補足身體需要的植物天然營養素，是最有效率的養生方法。

我的養生體系 03　最有效率的全食物養生法

　　國健署 2017～2020 年國民營養健康狀況變遷調查發現，台灣 19～64 歲成人有極高比例在六大類食物的攝取未達到均衡飲食，其中蔬菜、水果、乳品類與堅果種子類嚴重偏離建議攝取量。

　　根據國健署 2018 年發布的「每日飲食指南手冊」，以每日攝取熱量 1,500 大卡的成人為例，建議每日全穀雜糧類攝取量為 2.5 碗、豆魚蛋肉 4 份（每 7 公克蛋白質為 1 份）、乳品 1.5 杯（每 1 杯為 240 毫升的全脂、低脂或脫脂奶）、蔬菜 3 份（每 25 大卡熱量為 1 份）、水果 2 份（每 60 大卡熱量為 1 份）、油脂類 3 茶匙、堅果種子 1 份（每 5 公克脂肪為 1 份）。

　　用 1 杯精力湯／綠拿鐵取代一餐，能立刻補足 1 份蔬菜、1 份水果、1 份堅果、再加上 100 公克優格，輕易補充不足的食物攝取量；並且含有上千種能幫助身體抗氧化、抗發炎的植化素，多種維生素，各種礦物質、微量元素與豐富的膳食纖維，讓你充滿飽足感，還能加強排除毒素，改善腸道健康，增強免疫力，甚至減少壓力、改善心情，就算偶爾吃些不健康的食物，只要頻率不高，也不會有什麼大問題。

　　雖然一天三餐都可以喝精力湯／綠拿鐵，但我把它放在早餐，因為早餐是一天之中最重要的一餐，一大早喝精力湯／綠拿鐵，有

助於排泄順暢、補充身體缺少的養分，還能振奮精神、提升專注力，讓你精力充沛、生氣勃勃的面對一整天的挑戰，效果是最好的。

二十多年來，為了能貫徹每天 1 杯精力湯／綠拿鐵的飲食目標，我發展出一套從食材挑選、清洗、分切或浸泡、蒸煮、儲存等各方面對我來說都很容易執行的方法，而且能夠符合我對營養的需求（請參考我的著作《吃對全食物》）。

但還是有不少人覺得準備精力湯／綠拿鐵的食材很麻煩。其實萬事起頭難，習慣以後就方便多了。新手可以從最簡單的蔬菜、水果、堅果開始，先感受喝綠拿鐵的好處，等愈來愈熟悉食材搭配和口感後，再逐步添加更豐富多元的食材，不需要一步到位，重要的是能夠天天做到，才能持之以恆。

現在有個好消息，如果你實在太忙，市面上也有販售按照我的食譜和原則製作好的「綠拿鐵鮮凍包」，訂購後可以宅配到家，只要在攪打前 30 分鐘從冷凍室取出，稍微解凍後，添加熱水攪打到適口的溫度即可。

除了下一頁列出的簡單做法，我也歸納出製作精力湯／綠拿鐵的幾個原則，只要掌握原則，做綠拿鐵其實一點也不難。熟練之後，還可自行發揮創意嘗試不同配方，甚至全家總動員，大家一起動手做，讓這件事變得更有趣。你可以先參考我的食材比例和原則，再根據你或家人的狀況做調整。

精力湯 / 綠拿鐵

400 毫升 　100 秒鐘 　全食物調理機

食材

1 當季新鮮蔬菜　　　　2～3 種（生重總計 60～100 公克）

2 水果　　　　　　　　2～3 種（120 公克）

3 富含好油的天然綜合堅果　1 湯匙

4 好的植物性蛋白質　　1～2 茶匙（10 公克）

5 含適量礦物質的好水　100～150 毫升

做法

1 蔬菜汆燙 30～50 秒。

2 所有食材以全食物調理機攪打 50 秒。

❖ 新手、無血糖問題或平常少吃水果者，水果可到 180 公克。
　1 湯匙即 1 大匙，等於 15 毫升；1 茶匙即 1 小匙，等於 5 毫升。

豆穀漿

350 毫升 　50 秒鐘 　全食物調理機

食材

1 熟黃豆或黑豆　　　　2 湯匙（50 公克）

2 熟五穀飯　　　　　　2 湯匙（50 公克）

3 熟黑木耳　　　　　　50 公克

4 黑芝麻　　　　　　　2 茶匙

5 熱開水　　　　　　　250 毫升

做法

● 所有食材以全食物調理機攪打 50 秒。

原則 1：盡量連皮帶籽

現代人吃得太精緻，經常自作聰明的磨掉這、削去那，結果很多食物原有的營養都在精製的過程中消失了，導致吃到的營養大打折扣，不足以供應身體所需，很多慢性病因此產生。所以我鼓勵吃全食物，也就是吃天然食物的原形，盡可能連皮帶籽，才能吃到食物完整的營養。

蔬果的皮是植物抵擋風吹、日曬、蟲咬的防護罩，也是被譽為 21 世紀天然維生素的「植物性化合物」含量最豐富的部位；而果核、種子是植物繁衍生命的核心，含有最密集的營養成分。例如，番茄皮所含的茄紅素是果肉的三倍；包著番茄籽的黃色液體具有一種化合物，可以抑制血小板的活性，減少會導致心臟病和中風的血栓。如果在料理過程中除去皮和籽，就吸收不到這些營養素了。

尤其大部分蔬果的皮、籽粗硬，用牙齒咀嚼很難下嚥，用全食物調理機可以打得非常綿密，攝取到平常吃不到、吃不下的營養，這是喝綠拿鐵／精力湯很重要的一個理由。最早倡導這種飲食方式的安‧威格摩爾博士（Ann Wigmore）就認為：「將食物攪碎是最能夠保留食物營養、又最容易消化吸收的方式。」 最新的營養學研究也發現：就算是同一株植物，根、莖、花、果、葉都有各自不同的營養，所以吃植物最好的方法，就是古人所提倡的「一物全體」。

不過有些籽有輕微的毒性，如蘋果、梨、苦杏仁（北杏）、櫻桃，少數幾粒對健康的人沒有問題，但嬰幼兒、孕婦、體弱、化療者可

能引起腸胃不適，可以去除。有些籽味道苦，會影響蔬果汁的風味，如檸檬、柑橘、柳丁的籽，我也會去除，畢竟再營養的食物也要開心的吃、開心的喝下去才算數。

原則 2：盡量五顏六色

被視為天然藥物的植物性化合物（簡稱植化素）或稱植物營養素，具有強力抗氧化作用，可以激發體內解毒酵素的活性、調整免疫系統與荷爾蒙、防止血管病變，減少各種慢性疾病和癌症的風險，不僅可以降低癌症的罹患率，也能提高癌症患者的存活率。而成千上萬種的植化素是以五顏六色狀態呈現在蔬果、穀物、豆類中，所以盡量一餐或一天中，紅、橙、黃、綠、紫、黑、白、各種顏色的食物都吃到，就可以築起彩虹防禦網。

擔心紅配綠打出來的果汁顏色不好看，可以調配不同顏色食材比例；也可以每天選一種主色，其他顏色當配角；而深綠色葉菜類被認為是地表最健康的食物，因為深綠色葉菜中含有很多種其他顏色的植化素，經常使用深綠色葉菜是個不錯的方法，特別是十字花科蔬菜如小白菜、青花菜、花椰菜、芥藍菜、青江菜、芥菜、油菜、小松菜、高麗菜、羽衣甘藍等，更是抗癌高手。

原則 3：多樣適量、均衡多元

近年來各種飲食建議方興未艾，例如生酮飲食、低碳飲食、

一六八飲食，但是透過學者專家票選，最終真正能禁得起考驗的是均衡飲食，也就是每天、最好每餐都要均衡攝取六大類食物，包括全穀雜糧類、豆魚蛋肉類、乳品類、蔬菜類、水果類及油脂與堅果種子類，因為每類食物提供的營養都不同，而且每類食物的品項也要盡量多做變化，以獲得更多不同的微量營養素。

　　精力湯／綠拿鐵就是實踐均衡多元最簡單、最好的方法，所以我會確保綠拿鐵蔬果汁中，含有至少各 1 份的蔬菜（生重 100 克）、水果（120 克或八分滿 1 碗）、堅果（1 湯匙）、植物性蛋白質（大豆胜肽 2 茶匙），最後還會加入自製無糖優格（100 公克）；如做為早餐，只要再加 1～2 份全穀雜糧類如全麥饅頭、三明治、吐司、糙米飯糰就是營養滿點的一餐。

　　至於豆穀漿，1/4 碗或 2 湯匙煮熟的五穀米飯是 1 份碳水化合物；2 湯匙煮熟的黑豆或黃豆是 1 份蛋白質；再加入好的油脂，也就是 2 茶匙混合的黑芝麻與亞麻仁籽，芝麻含有能去除附在血管壁上膽固醇的亞麻仁酸，以及豐富的鈣質與鐵質；亞麻仁籽則含有大量的 Omega-3，也是抗高血壓最好的食物，效果甚至比血壓藥要好；還可以加入 1/2 碗煮熟的黑木耳（約 50 公克），等於 1/2 份蔬菜，只需要再吃 1 份水果，就是完美的一餐了。

　　均衡多元還有一個好處，因為身體所需要的巨量和微量營養素齊備，所以不需要吃很多，就會感覺飽了，可以避免吃進多餘的熱量。

原則 4 ：蔬果汁中的蔬菜採用氽燙或生食

　　蔬菜採用氽燙或生食主要是為了保留更多食物酵素。酵素參與了人類身體所有新陳代謝的過程，人體需要數千種體內酵素，才能維持生命活動。

　　我們人體內的酵素可分三種：消化酵素、代謝酵素與食物酵素。雖然消化酵素和代謝酵素人體可以自行生產，但製造總量有一定限度，一旦體內酵素耗盡，生命就會結束。因此我們要盡量減少體內酵素的過度消耗，增加體外食物酵素的攝取，讓生命得以延長。

　　食物酵素在生鮮蔬果中的含量最多，但酵素怕熱，加熱到 50ºC 活性就會減少，到 70ºC 時就會失去絕大部分活性。而中式料理多半是熟食，我們從食物中攝取的酵素通常不足，因此製作綠拿鐵／精力湯的蔬菜，我只用沸水略為氽燙（約 30～50 秒），殺死蟲卵、細菌，以保留最多的酵素、維生素 C、葉酸等怕高溫的營養素。

　　生鮮蔬果本身就很容易消化，其中所含的豐富酵素還能夠補充身體需要。將蔬果磨成泥，破壞細胞膜，更可提高酵素釋出量 2～3 倍。當我們不需耗費很多酵素去協助消化，分配給身體各器官的代謝、解毒酵素就能多一些，所以剛開始喝精力湯／綠拿鐵的人都會覺得自己身輕如燕，正是因為身體的負擔變少了。

　　而免疫力和自癒力的提升都與代謝酵素有關，在人類生存環境日趨惡化、病毒層出不窮的 21 世紀，還有什麼事比提升免疫力和自癒力更重要呢？

原則 5 ：寒熱平衡

很多人擔心喝蔬果綠拿鐵會比較寒涼。其實，食物有寒、熱之分，人的體質也有寒、熱之分，而且沒有人是全熱或全寒體質，有時是上熱下寒或內寒外熱，再加上人的體質會隨季節和環境而改變，食物寒熱又與吃的「量」有關，所以只要不是長期大量吃太寒或太熱的食物，身體都能適當調節。

由於我和先生的體質不同，所以選擇綠拿鐵食材時，我會盡量寒熱搭配，以接近中性。也就是較涼的芽菜、葉菜類，搭配平性或溫性的根莖類或水果類，以及溫或熱性的堅果、香料類。食物的寒熱差異沒有藥物的寒熱差異那麼大，而不同地域、時代對相同食物的寒熱也有不同的記載，所以可參考，但不用過分執著或擔心。

相較於食材的寒熱屬性，我反而更注重綠拿鐵入口的溫度，尤其是冬天，我會用較熱的水來攪打冰凍的蔬果或豆穀，盡量讓入口的溫度維持在室溫或 37°C 左右，因為過低的溫度容易傷害腸胃、減緩代謝、造成胃痛、脹氣。

原則 6 ：當季當地

綠拿鐵的食材我會盡量選用當地當季盛產的食材。當季的食材由於天候適宜，營養量最豐富，種植過程也不需施用過多的農藥與化肥，價錢最便宜，吃起來更安心。古人強調身土不二，也就是一方水土養一方人，當地食物所含的礦物質正是身體需要的，而且當

地食物不需長途運輸、碳足跡低，在生長到恰好的程度時採收，新鮮上市，酵素最豐富、風味最好。

當然，我會盡量選用有機種植或自然農法栽培的農作物來打精力湯／綠拿鐵，不僅不用擔心農藥殘留，而且由於栽種時間較長，礦物質較豐富、食物風味好，對土地生態更好。因為要是對農作物施用農藥化肥，其中大部分都會留在土地、流進河川，污染生態。當土地和環境出了問題，人們的健康也會大受影響。

所以我會支持那些友善環境的耕作者，他們出於對生態環境和人們健康的關懷，付出額外的心血和勞力、時間，值得鼓勵和珍惜。不過也許因為相信陽光、土壤所帶給作物的能量和生命力，我對於水耕和植物工廠栽培的蔬菜，仍持較保留態度。

原則 7：保留所有膳食纖維

我一開始是用當時流行的榨汁機來打精力湯，不僅風味不佳，老公總是捏著鼻子、愁眉苦臉的喝下去，而且丟棄許多食材。後來我閱讀美國營養學者派崔克‧奎林博士（Patric Quillin）的著作《用營養戰勝癌症》（*Beating Cancer with Nutrition*），才學到「全果汁」這個概念。

奎林是營養學博士，也是一家癌症醫院的副院長，他在書中提到，研究證明蔬果汁可以抗癌，所以他服務的醫院每天會固定給病人喝蔬果汁。但他特別強調，要喝全果汁，而不要喝榨汁，因為「全

果汁含有更多營養成分和有益的膳食纖維，喝 1 杯全果汁可以獲得相當於 8 杯榨汁的抗癌營養量，而且不會有血糖問題」。他還在書中推薦「Vitamix 就是專為吸收全食物營養所設計的調理機」，獨特的設計能把植物纖維打到非常綿密細緻，不僅釋出最多的營養，也能把豐富的膳食纖維喝下去。

　　膳食纖維分為水溶性膳食纖維和非水溶性膳食纖維。其中水溶性膳食纖維可做為腸內好菌的養分，促進腸道菌群的平衡；非水溶性膳食纖維有助排便，可以改善腸道的健康。而腸道是人體最大的免疫器官，大約 70% 的免疫細胞在腸道裡，所以足夠的膳食纖維攝取量對腸道健康和免疫力的提升關係密切。

　　根據國健署 2017～2020 年國民營養健康狀況變遷調查發現，台灣 19～64 歲成人每天膳食纖維攝取量平均只有 16.4 公克，遠遠少於國健署 2020 年發表的「國人膳食營養素參考攝取量（第八版）」（Dietary Reference Intakes, DRIs）所建議的每天 20～38 公克。現在只要每天喝 1 杯 300 毫升綠拿鐵或豆穀漿，就可以增加 3～6 公克的膳食纖維攝取量。根據研究，每天至少攝取 25 公克纖維質，可顯著降低罹患乳癌的機率；至於可逆轉慢性病的全食物蔬食，則含有 60 公克以上的纖維質。

原則 8 ：使用含適量礦物質的好水

　　製作綠拿鐵／精力湯更不能忽視的祕密武器，就是好水（有關

「好水」的定義，見頁 115「好水的條件」）。

原則 9：添加更多營養素、香料

　　薑黃中的薑黃素已被證實具有抗發炎與抗氧化的功效，與黑胡椒一起吃，可讓薑黃素的吸收率提高二十倍，抗氧化的功能自然也提升許多。我家的蔬果精力湯／綠拿鐵都會添加 1/4 茶匙的薑黃粉和 3 粒黑胡椒，以平衡綠拿鐵的寒性、增加綠拿鐵的風味和抗氧化力。但孕婦、哺乳婦女，以及有腎臟疾病、胃潰瘍、膽管堵塞、服用抗凝血劑的人並不適合吃過多薑黃。

　　我先生還喜歡加 1 片帶皮去籽的檸檬在蔬果綠拿鐵裡。檸檬皮含有檸檬精油，加入蔬果汁中可增添香氣，檸檬中還含有一種近似胰島素的成分 —— 枸櫞苷，能降血糖和血脂肪，也可降血壓，保持血壓的恆定，也是很棒的選擇。

更多的提醒

一天蔬果汁、一天豆穀漿

　　蔬果汁與豆穀漿的營養成分不同，每天喝 2 杯，或每隔一天輪流喝，有助攝取均衡的營養。

　　在春、夏季，我會週一、三、五、日喝蔬果汁，週二、四、六喝豆穀漿，各 400 毫升。因為蔬果汁富含酵素，有助消化和疏洩，

夏天因為流汗多，也需要補充較多維生素、礦物質。

秋、冬季則相反，週一、三、五、日喝豆穀漿，週二、四、六喝蔬果汁，因為天氣變冷，人體需要補充體力，尤其需要補充植物性蛋白質，豆穀漿裡的全豆，正好可以提供豐富的植物性蛋白質。

當然最好的是一天可以喝 2 杯，300 毫升的蔬果汁和豆穀漿各 1 杯，癌症關懷基金會就鼓勵癌友每天上、下午各喝 1 杯，補充營養，增加抗氧化能力，也改善腸道健康，提升免疫力。

十字花科 —— 地表最健康的蔬菜

用來製作精力湯／綠拿鐵的蔬菜，我通常會選一種十字花科的，例如，高麗菜、青花菜、花椰菜、小松菜、油菜、青江菜、芥藍菜、芥菜、白蘿蔔、羽衣甘藍、球芽甘藍、芝麻葉、小白菜、大白菜、西洋菜、蕪菁葉等。

十字花科蔬菜都含吲哚、蘿蔔硫素等抗癌成分，可以減少罹癌機率，例如青花菜經實驗證實能減少心血管疾病、關節炎等發炎性疾病；高麗菜可促進胃黏膜的修復，改善胃潰瘍、十二指腸潰瘍所引起的不適，被稱為廚房中的胃藥，它的鈣含量也很高。

如果擔心十字花科蔬菜的農藥與蟲害問題，也可以用芽苗來取代，像是青花菜芽苗、高麗菜芽苗。通常芽苗的營養價值比成熟的蔬菜還要高，像青花菜芽苗的硫化物（即抗癌成分）就比青花菜多了二十倍。

改善家人偏食的方法

　　打蔬果汁時，我有個小祕訣，就是添加平常家人不愛吃或較少吃的蔬菜或水果，例如青椒、芹菜、甜菜根、微酸的番茄等，以補充平常不易攝取到的營養成分。

① 吃錯蛋白質，
　　肌少、肥胖、三高跟著來

　　愈來愈多專家提醒足量蛋白質的重要性，因為不論是要提升免疫力、促進生長、修補組織、調控荷爾蒙，都需要蛋白質，所以蛋白質被形容為「生命的積木」。蛋白質約占人體的 20%，是我們全身除了水分之外含量最多的有機物質。若缺乏蛋白質，會出現肌少症、容易骨折、頭髮稀疏易斷、指甲變脆、皮膚發炎、水腫、傷口復原慢、易感染、容易餓、情緒變化大等症狀。

　　原以為國人經常大魚大肉，應該只有蛋白質過量，沒有蛋白質不足的情形，結果營養調查的結果顯示相當兩極化。根據國健署2017～2020 年國民營養健康狀況變遷調查發現，做為主要蛋白質食物來源的豆魚蛋肉類，逾半數成人「吃太多」，超過建議攝取量。

　　但是台北市立聯合醫院卻發現，國內 30～39 歲女性肌肉量不足

的比例高達 53%，其中以腿部肌肉不足比例最高，代表蛋白質攝取不足。這種情況可能是因為這個年齡層的女性愛美怕胖，常過度節食瘦身之後又暴飲暴食，結果只減了肌肉卻增了脂肪，BMI 看起來正常，但體脂率很高，變成所謂的「泡芙族」。

另外，大約有 25% 的女性有貧血問題，也可能與蛋白質攝取不足有關。「血紅素」必須與鐵及蛋白質結合才能製造紅血球，一旦鐵或蛋白質攝取不足，就無法製造足夠的紅血球，或是紅血球的體積變小，無法攜帶足夠的氧。

另一個值得關注的族群是上了 50 歲的熟齡民眾。行政院主計處調查發現，50 歲以上的熟齡民眾，有 20% 蛋白質攝取不足，所以「國人膳食營養素參考攝取量（第八版）」，將成人的蛋白質建議攝取量增加為每公斤體重 1.1 公克。其中 50～70 歲男性自 55 公克增加到 70 公克；女性自 50 公克增加到 60 公克，各增加 15 及 10 公克。以每日需攝取 60 公克蛋白質的成年人來說，應該要吃 6 份蛋白質，每日需攝取 70 公克，就應該要吃 7 份蛋白質，也就是取十位數的數字，以此類推。

70 歲與 80 歲以上老人的蛋白質建議攝取量更提升為每公斤體重 1.2 公克，這主要是因為隨著年齡增長，對蛋白質的消化力會減弱，肌肉流失率更快，需要加強補充。根據台大物理治療系副教授簡盟月的研究統計，台灣銀髮族肌少症男性為 23.6%，女性為 18.6%，也就是說，每 4 名男性或每 5 名女性長者，就有 1 人有肌少症，大大

增加跌倒、失能、臥床、甚至死亡的風險，可見蛋白質對於銀髮族維持體能、成功老化，扮演格外重要的角色。

計算蛋白質分量最簡單的方式是用手掌計算。女性單手掌心大小、厚度的煮熟豆魚蛋肉類大約含有 2 份、14 公克蛋白質；男性單手掌心大小、厚度約是 3 份、21 公克蛋白質。如果女性每天要吃 60 公克也就是 6 份蛋白質，那麼每餐要吃足一個手掌心的豆魚蛋肉。

另外，蛋白質合成與肝臟機能有關，如果本身肝臟機能不好，合成蛋白質的能力就會變差，如果沒有足夠的蛋白質，肝臟去除脂質和排毒的功能也會變差，形成惡性循環。

我就是典型的例子，一出生就是 B 肝帶原者，或許因為肝功能不好，無法合成足夠的蛋白質，因此從小貧血、指甲易斷裂、肌肉量不足、體脂率偏高，是典型的「肉雞」。

懷孕時還因為蛋白質嚴重不足，被醫師取笑是非洲難民，開了很多肉給我吃，可是吸收率依然不佳，長期臉色蒼白，嘴唇、指甲都看不到血色。

直到我開始每天喝精力湯／綠拿鐵，肝臟的排毒功能逐漸改善，合成蛋白質的能力提升，我的血紅素才逐年緩慢上升。不過對我幫助最大的是我在精力湯／綠拿鐵中添加了大豆胜肽，因為它是仿人體消化蛋白質的過程，將植物性的大豆高蛋白以酵素水解的方式分解成為小分子的胜肽，在腸黏膜就可以被吸收，大大改善了我的蛋白質吸收能力。

　　這幾年我觀察到自己的手腳指甲出現前所未有的淡淡粉色，唇色也愈來愈紅潤，甚至有朋友問我搽什麼口紅怎麼吃飯都不會掉，聽了感動得想哭，因為這是做什麼醫美也不會有的。尤其隨著年齡增加，老化是必然的，我卻出現逆齡的現象，只能說人體的自癒力實在太奇妙了，你愈了解它、配合它、它就會讓你愈來愈健康。

蛋白質吃不少，卻造成肌少型肥胖或三高

　　為什麼國人蛋白質吃得不少，卻反而造成肌少型肥胖或三高？

1 可能與國人攝取蛋白質以動物性來源比例較高有關

理想的蛋白質來源是植物、動物各 50%。

國健署 2018 年出版的「每日飲食指南手冊」將六大類食物中的「豆魚肉蛋類」改為「豆魚蛋肉類」，就是建議大家按照這樣的優先順序攝取蛋白質食物。

但根據癌症關懷基金會 2020 年的調查，國人蛋白質來源將近 2/3 為動物性蛋白質，脂肪含量較高，容易引起肥胖、高血壓、心臟血管疾病、糖尿病、腎臟病、骨質疏鬆，也增加罹患大腸癌、乳癌等好幾種癌症的風險。

2 可能是蛋白質攝取量不均衡

都會地區的生活型態，許多人常常早、午餐隨便吃，1 個麵包、1 碗麵就打發了，晚餐才大魚大肉飽餐一頓。但是一次攝取蛋白質

超過 20～30 公克就超過肝臟能夠處理的量,而晚餐後身體的活動量通常較低,攝取蛋白質後的合成效率較差,除了浪費,也造成肝腎的負擔。

根據美國密蘇里大學 (University of Missouri) 的研究,在早餐攝取高蛋白質,不但可以降低脂肪合成的機會,更可以有效增加我們的飽足感。

根據 2013 年的論文資料顯示,集中在早餐與午餐攝取蛋白質又比分散在三餐更好,也就是說,早餐與午餐吃蛋白質的好處,多於分散在三餐吃,又勝於只集中在晚上吃大餐。

國外有項研究指出,如果在早餐和午餐各額外補充 15 公克蛋白質,二十四週後肌肉量雖然增加不多,但整體的體能變好、走路速度變快,運動能力也有顯著提升。

這還只是額外補充蛋白質,如果再加上運動,對肌肉量以及整體體能的提升幫助更大。

這也說明我早餐飲用精力湯額外補充大豆胜肽所帶來的好處。同時,增肌的關鍵不只是蛋白質,還要有足夠的碳水化合物,例如米飯、麵食、水果等含醣類食物,刺激胰島素分泌,才能幫助肌肉合成。

精力湯／綠拿鐵、豆穀漿的營養均衡,既有蛋白質、也有足量的醣類,增肌、減脂、排毒所需要的營養素一杯到齊。

⏱ 豆類加穀類可提高蛋白質利用率

近年來許多人基於健康或環保的理念改吃蔬食，卻因不知如何補充足量的植物性蛋白質，而導致蛋白質缺乏。其實黃豆、黑豆等豆類食物的蛋白質也屬於優質蛋白質。同時，豆類沒有多餘的脂肪，在補充蛋白質的同時，對血脂影響較小；還有一些研究支持黃豆等植物性蛋白質似乎有助於降低慢性疾病的風險。所以如果能適量補充黃豆、黑豆、毛豆和豆腐、豆干、溼豆皮等加工較少的豆製品，應該不至於蛋白質不足。素食或蔬食者蛋白質缺乏的問題可能在於飲食不均衡、吃太多加工品，以及烹調過程中添加過多油脂、鹽和其他添加物，增加身體負擔。

豆穀漿就是用豆類加穀類打成的漿，兩者的胺基酸可以互補，提高蛋白質利用率。我最常用的是黑豆加五穀米，但也會隨季節變化。像是在 7、8 月長夏需要補脾，適合吃黃豆加糙米、玉米；冬天需要補腎，適合吃黑豆。當然也可以一年四季都用黃豆與黑豆各半，還可以再添加主食類的紅豆、綠豆、鷹嘴豆或扁豆、米豆以增加營養的豐富性。鷹嘴豆、扁豆或薏仁都有助於穩定血糖、血壓、降膽固醇，薏仁還能去溼，但孕婦及孩童不宜多吃。總之就是盡量掌握「多樣」、「適量」的原則。

一頓營養均衡、豐富，也有飽足感的早餐，是一天最好的開始。

像這樣一杯富含膳食纖維、植化素、酵素與各種營養素、微量元素的精力湯／綠拿鐵，營養密度足，熱量卻不高，只要再加 1～2 份主食，例如 1/4 或 1/2 顆雜糧饅頭、1 片全麥吐司、1 份三明治、1 顆飯糰；或添加 1 份蛋白質如水煮蛋、優格；或是喝豆穀漿時，加上 1 顆蘋果、芭樂或香蕉，就是一頓非常健康均衡的早餐。

在《吃對全食物》一書中，有許多我常做的精力湯與早餐食譜，你可以參考其中的配方與做法，再視喜好予以增減。

我的
養生理念
04

用全食物做化療、抗憂鬱、防失智

我從 2005 年出版第一本書《全食物密碼》，便開始推廣「全食物蔬食」的飲食觀。十多年來，除了我自己、家人以及無數讀者受益於這套飲食觀念與方法，改善了健康狀況，也有愈來愈多科學研究報告與書籍，提供了這套飲食法之所以有利人體健康的理論基礎，令我對全食物飲食愈來愈信服。

國際知名營養、食安與公眾健康問題專家麥克・葛雷格醫師（Michael Greger）在他的全球暢銷書《食療聖經》（*How not to Die*）特別強調：「會促進健康的食物和會增加疾病的食物，兩者的分界線可能並非以植物性與動物性來劃分，而是跟是否是全食

物蔬食有關。」他也指出，在比較 100 名患有乳癌的婦女與 175 名健康女性的飲食後，研究人員的結論是：「在全食物蔬食的飲食指數上得分較高的人，乳癌罹患率可降低 90% 以上。」可見要預防疾病、促進健康，增加全食物蔬食的比例非常重要。

　　但遺憾的是，這樣的資訊很難傳達給大眾。葛雷格醫師感慨：「你在電視上只會看到新藥的各種訊息，卻看不到賣地瓜的廣告。基於同樣的理由，食物對於健康和長壽的突破性影響力，可能永遠都不會有機會向大眾披露，原因當然是無利可圖。」

　　研究血管新生的專家李威廉醫師（William W. Li）也指出，抑制癌症特徵——血管新生，「有些食物的效果甚至比藥物好，如大豆、荷蘭芹、大蒜、葡萄和莓類、番茄。」所以他大聲疾呼：「重視飲食，食物本身就是一天三次的化療。」更重要的是，這些全食物蔬食加在一起所形成的綜效。各種植物中的植化素具有不同的功能，攝取愈多種類的植化素對身體愈有益處。

　　我深信，人無法靠藥物或保健食品得到健康，藥物只能控制疾病；唯有食物，特別是天然、新鮮、營養完整的全食物蔬食，才能滋養、修復細胞，讓人真正痊癒、健康永續。因此我誓言做全食物的推廣義工，將上天恩賜的天然好食物對身體的療癒效果告訴更多人。多年來，即使相當忙碌甚至必須到處奔波，我仍努力不懈透過各種方式，推動這套簡單易行的飲食觀念和方法。

　　二十多年來，我堅持每天喝綠拿鐵／精力湯，就是因為它是確保能吃到足量全食物蔬食最簡單易行的方法。

1. 全食物可吃到大量植化素，有助抗發炎、抗氧化、預防癌症

　　1985 年以來，科學家逐漸發現：蔬果中不僅含有維生素、礦物質，也富含植化素這種會使植物產生顏色和氣味的化學成分，植物便是靠它來保護自己對抗各種感染與傷害。近年許多研究也證實，這種植物性食物中的化學成分，可以幫助人類對抗疾病，具有多重抗發炎、抗氧化、預防癌症與慢性病的效果，因此也被譽為 21 世紀的維生素。有些醫師如大力提倡用食物預防疾病的喬爾‧傅爾曼醫師（Joel Fuhrman）甚至認為「植化素是未來疾病的希望」，因為「目前人體實驗和動物實驗都發現植化素能預防 DNA 受損，甚至修補受損部位，防止細胞變成癌細胞。」

　　植化素存在於五顏六色的蔬果與五穀雜糧中，特別是在表皮與籽核。但蔬果最營養的皮、籽或部分根部，常常因為過於堅硬、粗糙或口感不佳，而被我們捨棄不用。例如，番茄皮的植化素含量是果肉的三倍；葡萄皮含有能抗癌的白藜蘆醇，與能預防心、腦血管疾病的單寧；葡萄籽含有原花青素，具有抗氧化、增強肝臟機能、保護心血管等功效。

　　最近科學家更發現一種細胞表面受體會結合蘋果皮的營養素，除非你吃下這些特定食物，否則這些特定蛋白不會被活化，某種功能也永遠不會產生。所以，攝取蔬果最好的方式，就是連皮帶籽吃全食物，也就是根、莖、花、果、葉都要吃到。把蔬果的每個部位都放進調理機攪打成泥，讓它們容易入口，並釋出更多營養，是補充天然具有活性的植化素最好的辦法。

2. 全食物可吃到大量膳食纖維，輕鬆為體內做環保

膳食纖維普遍存在於全穀物、豆類、馬鈴薯、玉米和各種蔬菜、水果中，是人體大掃除最重要的工具，可以清血脂、排宿便，將堆積在體內的廢物、毒素，俐落的清除乾淨，是「體內環保大師」。它是由非常複雜的碳水化合物分子構成，幾乎不能被人體消化吸收，卻可以預防便祕、肥胖、糖尿病、大腸癌、乳癌和胰臟癌，改善腸躁症。醫學研究發現，膳食纖維已經成為防癌的有力武器，也是身心健康的關鍵。

美國癌症研究中心與國健署發表的「國人膳食營養素參考攝取量（第八版）」建議，成人每天應該攝取 20～38 公克膳食纖維，最新的研究則認為合理的攝取量應該是 30～35 公克。依目前國人的飲食習慣要攝取到足夠的膳食纖維確實非常不容易，因此我建議每天喝 1 杯綠拿鐵或豆穀漿，改吃糙米飯，輕鬆補足膳食纖維。

3. 全食物能提升免疫力

根據生物醫學界近年相當熱門的「菌、腸、腦軸線」研究，腸道黏膜中有幾千種細菌，總數多達 100 兆以上，能夠幫助消化、代謝營養素（例如維生素、醣類、脂肪、胺基酸等）、分解外來毒素，以及促進免疫系統成熟等。

身體 70% 以上的免疫細胞都在腸道，所以**腸道是最重要的免疫器官**。腸道有上皮細胞以及黏液層保護，好菌、壞菌和中間菌等各種菌就漂浮在黏液上面和平共處。

　　維持腸道菌叢種類的多樣性十分重要，愈是多樣，菌叢間的生態平衡就愈容易保持。當菌相失去平衡，出現腸道菌叢比例不均或是種類過少的狀況，就可能會引起身體的發炎反應，出現腦部退化、代謝問題、心血管疾病、過敏、腸胃道發炎，還有自體免疫疾病等，腸胃為什麼常常是人們健康倒下的第一張骨牌，就是這個原因。根據美國《預防》雜誌（*Prevention*）的建議，如果經常出現便祕、脹氣、腹瀉等現象，可能就是腸道菌叢已經出了問題，必須要多加留意。

　　為什麼我們要重視腸道的小問題？因為愈來愈多研究發現，許多疾病以前被認為病因是在腦部、心血管，但其實一開始引起病變的地方很可能是在腸道。例如，路易氏體（Lewy Body）是一種變性蛋白質凝集體，被認為是引發路易氏體失智症的元凶，過往以為它只存在大腦裡，但現在發現，其實腸道也會有路易氏體，而且可能早在患者發病前的十幾二十年，就透過與腸道相連的迷走神經對腦細胞造成傷害。

　　根據美國加州理工學院（California Institute of Technology）微生物學教授薩基斯・馬茲曼尼安（Sarkis Mazmanian）所領導的動物實驗結果顯示，腸道菌的成分變化可能也與巴金森氏症有關係。巴金森氏症患者通常會有震顫、行走困難的問題，有 75% 患者在出現這些症狀之前都有腸胃道毛病，主要是便祕，這是因為腸道菌叢多樣性偏低。

　　為什麼腸道中的菌叢會失去平衡或降低多樣性，導致腸相變

差呢？答案正是飲食。現代人生活忙碌，為求美味及便利，飲食中常含有大量高糖、高脂及人工化學物質，如此一來會讓體內的某些壞菌生長得特別快速，在大量繁殖之後進而擴張領地，導致好菌變少。

英國倫敦國王學院（King's College London）遺傳流行病學教授提姆・斯佩克特（Tim Spector）為了觀察飲食與腸道菌之間的關聯，請 20 幾歲的兒子協助進行實驗，連續十天只吃漢堡、薯條等低營養食物，之後意外發現兒子大腸內的好菌種類竟然從三千五百多種減至一千三百多種，由此可見飲食對菌相的影響。

荷蘭格羅寧根大學（University of Groningen）的研究團隊調查 1,425 名受試者的飲食習慣，並測試他們體內的菌種比例，發現頻繁食用加工食品（香腸、碳酸含糖飲料等）的人，體內壞菌比例較高，而患有腸胃炎的受試者，也較常吃加工食品。此外，暴飲暴食和飲酒過量也會造成菌相改變。

反之，若常常食用富含纖維的食物，好菌就會將纖維發酵成短鏈脂肪酸，在腸道中有抵抗發炎的作用，也可以降低許多疾病的風險。這些好菌能量來源的膳食纖維，就是所謂的「益菌生」。根據 BBC 曾做過的某項實驗發現，要改善腸內好菌叢，效果最好的就是含有纖維的全蔬果汁，其次是高纖食物，再其次才是含好菌的優格；榨過、去渣的果汁效果最低。因此每天喝含豐富膳食纖維的全食物精力湯／綠拿鐵／豆穀漿，就能讓好菌有足夠的養料，進而改善腸相。

　　有好幾位讀者向我反映，他們的自體免疫疾病因為喝精力湯而改善了許多，我起先不敢相信，後來看到愈來愈多有關腸道菌與健康的研究報告，才恍然大悟其中機制。

4. 全食物能保持好情緒與記憶力

　　同樣也是根據「菌、腸、腦軸線」的研究發現，腸胃神經系統擁有大約 1 億個神經細胞，與大腦細胞數量相等，所以腸道被稱為「腹腦」（第二大腦）。而這些腸道表面的神經細胞通常都與腸道菌相連並透過迷走神經和我們的大腦連結，與大腦產生相互影響。例如內心感到壓力或是悲傷時，我們的壓力荷爾蒙會上升，這個訊號也會傳遞到腸道系統以及腸道菌群，對腸道菌群的平衡（簡稱菌相）有所影響。

　　以前都會認為功能性胃腸障礙（Functional Gastrointestinal Disorders, FGIDs），例如腹瀉、脹氣或腸躁症等，是大腦先受到影響再影響腸道功能。

　　但是澳洲紐卡索大學（The University of Newcastle）醫學與公共衛生學院娜塔莎・柯洛斯基教授（Natasha Koloski）所率領的研究團隊在完成一千九百次隨機調查之後，發現其實腸道對大腦的影響更大，有 2/3 的受測者先有胃腸障礙才出現情緒失調，有 1/3 是先出現情緒失調，才有胃腸障礙。我們可以由此看出菌 → 腸 → 腦雙向式的互相影響，還有腸道對於情緒的影響力。

　　腸道菌群紊亂也會影響記憶和認知。科學實驗發現，當實驗

小鼠的腸道菌大亂時，牠們走迷宮記憶測試的分數也會出現大幅衰退。2016 年，有一篇刊載於《科學》（Science）的研究指出，重鬱症患者腸道裡的「憂鬱微生物」移植到實驗小鼠的身上後，小鼠也會出現憂鬱行為，不僅食慾不振，就連游泳測試的表現也比不上正常老鼠。

2020 年 12 月，有篇刊載於科學期刊《科學進展》（Science Advances）的中、美跨國合作研究論文，提出首次發現重鬱症患者與健康受試者之間有四十七種腸道菌的差異。由此可見，腸道菌相不只影響腸道健康，也會影響情緒。

尤其，會讓人感到快樂的血清素，以及會讓人感到成就感的多巴胺這人體的兩大幸福荷爾蒙，分別有 90% 與 50% 是在腸道製造出來，再運送到大腦。當維持腸道健康的好菌不足，腸相不好，腸道就無法製造足夠的血清素與多巴胺。這也正是人感到壓力大時，特別喜歡吃垃圾食物的原因，因為壓力會改變腸道菌群，此時腸道中的壞菌比較猖獗，它賴以為生的就是高脂、高糖的垃圾食物，自然會誘導你去吃垃圾食物來壯大它的力量。

若你真的吃了垃圾食物，便會造成更多壞菌去破壞腸胃道黏膜，以致引發一連串的健康問題，形成惡性循環。近年來有愈來愈多的研究發現，憂鬱症、焦慮症、自閉症、腸躁症、慢性疲勞等十分盛行的身心疾病，都和血清素的濃度有關，也和腸道菌失衡有關。

腸道菌隨時都在與彼此競爭，形成一種動態平衡。當每個菌

群間相互平衡，而且好菌多於壞菌，就可稱為好的菌相。影響腸道菌叢生態的根本因素，是「吃得對不對」，每個人腸道內的菌叢生態不同，但只要吃得愈多樣，就能改變腸道、改善健康。

每天喝 1 杯精力湯／綠拿鐵或豆穀漿，豐富多樣的食材和足量的膳食纖維，能幫助你維持腸道菌種的多樣性和豐富度，減少腸胃鬧情緒，並且在生病、受傷的時候展現韌性，減少疾病或壓力。

5. 全食物有助保持良好體態

科學家發現，吃較多膳食纖維的人比較沒有肥胖問題。過去認為這是因為含有膳食纖維的食物能延緩胃排空的速度，讓食物在胃中停留較久，維持飽足感，延緩血糖上升速度，這樣就不會很快就覺得餓，也不會一口氣吃下太多東西，還能減少油脂在小腸中的消化吸收，所以可以控制體重、維持好身材。

2014 年，倫敦帝國學院（Imperial College London）醫學院蓋瑞・佛洛斯特教授（Gary Frost）率領的研究團隊進一步發現，腸道菌分解膳食纖維時的副產品醋酸，就是一種抗食慾因子的化學物質。研究人員利用正子攝影來追蹤實驗小鼠體內醋酸分子的動向，結果發現，醋酸在結腸就被吸收進血液裡，送到心臟以及肝臟處，最後進到下視丘。根據研究人員的觀察，醋酸在下視丘堆積到一定濃度時，就會觸發體內控制飽足感的神經細胞，這也進一步解釋了高纖食物為什麼會讓人容易覺得飽足。

除了膳食纖維，精力湯裡也含有蛋白質、脂質等均衡的營

養。人體很奇妙，當攝取了足夠與均衡的營養，很快就會覺得飽足；而當營養不夠均衡，身體許多化學作用缺乏原料時，就會一直產生飢餓感，此時若繼續吃自己偏好的食物，而未能補充身體缺乏的營養素，就會愈吃愈多，當然容易造成肥胖。

以我為例，由於我的身體已習慣吃糙米飯、蔬菜這類營養密度高的食物，所以吃白米時就會覺得吃不飽，即使我已吃得很撐，卻沒有飽足感。但若是吃糙米飯與精力湯這些高營養密度的食物，只要少少的分量，我就覺得十分飽足了。這麼多年來我身材始終沒有走樣，應該和每天喝全食物精力湯、吃五穀飯，攝取均衡多元的營養與足夠的膳食纖維有密切相關吧！

美國責任醫師協會（Physicians Committee for Responsible Medicine, PCRM）是由一群醫師所推動組成的，這個致力於更高標準的人類健康與營養學研究的非營利性組織，倡導以營養學為基礎的預防醫學，多年來大力倡導吃蔬菜、水果、全穀、豆類為主的全食物蔬食。

如果你一時還做不到，或在生活中很難吃到豐富的蔬果或全穀、豆類，每天喝 1 杯營養均衡的全食物精力湯或豆穀漿，等於是為自己進行綜合了各種抗氧化劑（植化素）、維生素、礦物質、酵素、膳食纖維的雞尾酒療法，是最天然、最先進、最有效，也最省錢的營養補充法。誠心邀請你和我一起做，只要開始，永不嫌遲。重要的是，你的身體會因這一點改變而更健康，我保證絕對值得。

8:00
準備出門

- 別讓身體缺水了
- 怎麼知道自己是不是缺水了？
- 缺水引發的症狀和疾病
- 喝對好水促健康、抗老化
- 小心水中的塑膠微粒
- 讓水更好喝的蔬果加味水
- 用美好健康的飲品寵愛自己
- 一年五季，順時養生
- 很多疾病都是生活習慣造成的

　　我已養成時時刻刻喝水的習慣，所以出門前一定會確認自己帶了裝滿溫熱好水的保溫杯。水占人體 70%，對健康非常重要，很多生理活動，例如細胞繁殖、代謝循環、營養輸送、體溫調節及皮膚滋潤等，都必須依賴水來完成。當體內的水分充足，關節的軟組織、毛細血管、消化系統等都能有效工作，但要是身體缺乏水分，就會產生各種健康問題，甚至引發疾病。千萬別等口渴了才喝水，因為那時身體已經缺水一段時間了。

我的
養生理念
05

別讓身體缺水了

　　每個小嬰兒都水嫩水嫩，身體含水量高達 75～80%。但隨著年紀漸長，人體細胞內的水分含量，會逐漸少於細胞外的水分含量，導致水滲透平衡被破壞，細胞的吸水能力和儲水能力也逐步降低，導致 60 歲以上銀髮族體內的含水量下降至 50% 左右。所以希臘先哲亞里斯多德（Aristotle）說：「老化，就是身體逐漸乾燥的過程。」

　　水分流失不僅加速老化，也會產生許多症狀及疾病。事實上，只要缺水 1%，代謝就會下降，細胞不能正常運作，人就會精神不佳、疲倦、懶得動；當缺水 2%，人的精力就會下降 20%；

如果突然流失 20% 的水分，則會有生命危險。問題是愈不喝水的人，喝的水愈少，口渴的感覺就愈遲鈍。從事劇烈運動而脫水的人，症狀之一竟包括「失去口渴的感覺」。

嚴重忽略身體已經渴到脫水的高危險群，還包括 60 歲以上的人，不僅是因為他們體內水的儲備量本來就比較低，更糟的是他們感覺不到體內缺水，因此可能外表看起來很健康，但身體反應和生化功能已經受到缺水的傷害。假如年長者能保持體內的水分充足，就能提高蛋白質和酵素的活性，這意味著體內擁有充足的水分，有助於預防早衰與所有感官系統的過早退化。

怎麼知道自己是不是缺水了？

如果你嘴唇乾燥、脫皮、鼻翼卻油亮亮的，或是老愛眨眼、臉紅心悸、很難熟睡、經常便祕、小便深黃、感覺疲憊或頭暈目眩、煩躁不安，這些都是身體缺水的現象。因為當體內出現水分不足的狀況時，就會犧牲周邊部位正常含水時的狀態，以便保護更重要的器官與組織能正常運作，否則就會出現疼痛、組織損傷等各種健康問題，要是情況嚴重，還會引發非常多的疾病與症狀。

🕐 缺水引發的症狀和疾病

1 心悸

血漿占血液的 55%，而血漿中將近 90% 是水，當體內水分不足，為了補救血液因缺水而減少的情況，心臟往往會跳得比平常快，導致出現心悸。所以如果你莫名覺得煩躁或心悸，或許未必是心臟有問題，先補充點水分，可能心跳就會緩和下來，煩躁感也會不見。

2 凝血

如果身體長期或極度缺水，血液始終呈現濃稠狀態，就容易形成凝血，導致身體各處血流下降、容易出現阻塞現象，血栓的風險會提高，進而引發心肌梗塞、腦中風、腎衰竭、肝衰竭及肺栓塞等重大疾病。

我已經有兩位朋友因連日水喝太少，引發急性腎衰竭的情況，他們都有三高、糖尿病，甚至曾經中風的病史，某天突然覺得口乾舌燥、全身乏力、身體很不舒服，甚至無法行走，立刻到醫院掛急診後，得到的診斷結果都是急性腎衰竭，必須立即洗腎。會這麼嚴重的原因只是那幾天胃口不好，沒吃東西，也沒喝水，脫水太嚴重，醫師立刻警告：「飯可以少吃，但水不能少喝。」由此可見不喝水或少喝水的嚴重性。

3　頭暈、頭痛

如果出現莫名頭暈或是頭痛的現象，可能也是身體在發出缺水的訊號。

當體內的血液量因為缺水而變少，會造成血流無法迅速到達頭部的情況，尤其變換身體姿勢時，情況會更加嚴重，才會出現暈眩的現象。大腦 75% 是水，如果身體缺水，大腦的細胞組織同樣也會缺水，這時細胞便會萎縮，引發頭痛。大腦血流減少的同時，攜氧量就會不夠，大腦血管會出現擴張現象，造成腫脹、發炎的情況，如此一來也會引發頭痛。

4　乾眼症

很多人都深以為苦的乾眼症也和身體缺水有關係。

眼睛的含水比例高達 99%，是人體含水比例最高的器官，眼睛內部的水晶體、玻璃體以及房水，幾乎全部都是由水組成，具有運送營養和維持眼壓的作用。眼睛有自然分泌淚水的機制，但要是一直盯著螢幕忘記眨眼睛或是忘記喝水，就會讓眼睛缺水。如果缺水太久，就會造成角膜破皮，再拖久一點，就會造成角膜潰瘍，再來就會出現各種眼部疾病，甚至失明。

所以最好可以設定一個提醒機制，長時間坐著時，每過 30 分鐘就起來走一走，喝大約 100 毫升的水，同時輕柔按摩眼周，刺激淚腺分泌，這樣就能幫身體、眼睛補水。

5　高血壓

　　高血壓有時也和身體缺水有關係。有位粉絲對於同事飲食一向清淡，卻患有高血壓一事深感不解，後來聽我說身體缺水也可能造成高血壓，追問同事之後謎底終於揭曉。

　　原來這位同事平日幾乎不喝水，只在用餐時偶爾喝點湯，早、晚還各喝 1 杯咖啡！她的做法不僅沒有為身體補充水分，咖啡的利尿作用反而讓身體流失更多水分，長期下來血壓當然會上升。這位同事聽了我粉絲的建議後，開始每天正確補充足夠的水分，幾天之後，居高不下的血壓便開始下降了。

6　過敏

　　有些過敏現象也和身體缺水有關係，其中最關鍵的原因是血液循環。血液中的血漿 90% 是水，當身體缺水，血液就會變得濃稠，循環也會變慢，造成血液運送氧氣的效能下降，人體的各個器官無法即時獲得氧氣與養分以便進行代謝活動，如此一來，就會產生口臭、便祕、疲倦、乾眼症、高血壓、皮膚乾燥、尿道感染或結石，甚至呼吸道過敏的現象。

　　因為人體缺水時，免疫系統會產生大量組織胺，使支氣管收縮異常，通過肺部的氣流變少，導致呼吸道對於外來刺激太過敏感，便會發生氣喘和呼吸道過敏等症狀。根據實驗證明，水具有抗組織胺的特性，當身體水分充足，組織胺的產生與分泌量就會獲得控制，

達到減緩或是預防過敏的效果。

7　痛風

　　有一陣子我先生痛風發作，身體疼痛異常，他認為是長期喝豆穀漿，豆類吃太多造成的。

　　我說：「別錯怪豆穀漿，是你水喝太少了！」

　　他反駁說：「哪有？我每天至少喝 8 大杯茶，那都是水。」

　　我說：「原因出現了，就是喝太多茶，沒喝水。茶不是水，反而會把體內的水帶走。」

　　很多人不知道咖啡、茶（包含各種茶類，奶茶也算）、酒、可樂等，都會利尿、讓人脫水，要是喝多了，身體血液會變得缺水黏稠，所以這些飲品不能計入每天喝的水量之中。甚至只是添加氣泡的氣泡水，也會讓你感覺更餓，導致吃太多而變胖！所以還是喝水最健康。果然，當我先生從善如流把每天的 8 杯茶改為 1～2 杯茶，也盡量喝水不喝其他飲品之後，痛風就不再困擾他了。

8　肥胖

　　肥胖問題有些也和缺水有關係。

　　維生素 B 和維生素 C 都是水溶性維生素，要是飲水量不足，負責代謝醣類的維生素 B 無法正常運作，可能就會造成肥胖問題。

　　維生素 C 是很好的抗氧化劑，但是如果飲水量不足，也會影響

體內抗氧化、抗發炎的功能。

9　抽筋

　　容易抽筋也可能是缺水的訊號。很多人聽中醫說「肝主筋」，所以當身體常常抽筋，就以為是肝出了問題，其實可能是缺水造成的。當身體大量流失水分尚未獲得補充，很多器官都會爭搶體內殘留的水，這時循環系統會優先獲得水分，肌肉組織則往往必須要「候補」。要是肌肉組織沒有足夠的水分與鈉離子，很容易造成肌肉不由自主的收縮，出現痙攣、抽筋的現象。

　　此外，有些人發現小便顏色變深褐色、還發出腥臭味，也擔心是肝出了問題，其實只是身體缺水。我女兒有一年從國外回台北過暑假，某天慌慌張張跑來跟我說她的肝可能有問題，因為尿尿變茶色還有腥味，我立刻要她補充水分，接著分析原因給她聽。

　　她在洛杉磯留學，習慣了那裡的天氣和飲水量，但台灣暑期又熱又悶，汗流得比在洛杉磯多，但她的喝水量並沒有增加，身體缺水，小便當然顏色深、味道重。其實當發現尿量減少、顏色變深時，已是身體嚴重缺水的警訊，果然她從此注意喝水，就再也沒有這個現象了。

　　一般人要小心別讓身體缺水，但也有一些人需要控制喝水量，例如，慢性腎臟病後期、定期透析、心臟衰竭及肝硬化的病人，他們大多有尿量減少、身體水分滯留的問題，因此必須適度控制水分。

喝對好水促健康、抗老化

　　水會循環全身上下，參與身體的所有新陳代謝，所以如果體內的水質優良，身體就會健康；水質不好或水分代謝不佳就容易生病。飲用純淨、甘甜的好水，還能加速營養吸收、促進身體的新陳代謝。

好水的條件

　　很多人經常問我什麼是好水？我歸納出以下幾點：

1 水質純淨

不含病原性微生物和有害物質，例如化學物質（氯）、重金屬和塑膠微粒。

2 含有適當的溶氧量

3 含有適量礦物質

這也是我最重視的一點。

世界衛生組織 2005 年發布的論文集《飲用水中的營養》（*Nutrients in Drinking Water*）明確提到，不管飲食內容再豐富，人體仍然需要從水中攝取一定比例的礦物元素。

如果長期飲用過濾掉礦物質的水，會導致人體對鈣和鎂等礦物質的攝取量不足，對腸道黏膜、新陳代謝以及礦物質動態平衡或其他身體機能造成直接影響，而且還會增加從飲食攝入有毒金屬的

可能性。

另外，使用礦物質含量低的水來烹煮食材，會導致食材中所含的必需元素全都大量流失，鎂和鈣的流失可能高達 60%，某些微量元素（例如，銅 66%、錳 70%、鈷 86%）甚至更高。

4 活性好，水分子團小

水的分子結構愈小，溶解度愈高、滲透力也更強。我們吃下去的營養素大部分都是水溶性的，需要溶解在水中才能被人體消化吸收，體內產生的代謝廢物也需要溶解在水中才能排出，所以水的溶解性對營養素的攝入和代謝廢物的排出有相當大的影響。

5 酸鹼值接近中性

人體血液的酸鹼度是 7.35～7.45，所以飲用水的 pH 值最好介於 7～8，pH 值太低，輸送水的管線會遭到腐蝕；pH 值太高，水中的鈣鎂離子會沉澱並因而產生水垢。

6 甘甜適口

甘甜好水更能解細胞的渴，讓人愛上喝水。

為了能喝到世界衛生組織定義的好水，我在市面上四處搜尋，好不容易才找到一台仿照地層過濾系統，具有專利濾芯能使水分子變小並產生負離子的淨水器，更好的是它不排廢水、不插電，十分環保。使用了一陣子，並將水送去第三方公正機構檢驗，各項條件都很理想，唯獨礦物質不足，不得已委請製造商在原有的基礎上改

良，為我量身打造一款含適量礦物質的淨水器「Vitaway」（維他惠），可見我對喝好水和用好水料理食物的堅持。沒想到好水不僅有利人體吸收，在植物身上更有起死回生的力量。

記得有一次新買來的盆花沒幾天就枯萎了，先生急忙用庭院水龍頭的自來水把它澆個溼透，以為一定可以救回來，沒想到第二天去看，發現它枯萎得更嚴重，我立刻到廚房接了好水去澆它，心想死馬當活馬醫，好歹盡力了。沒想到早上才澆水，到了中午花就已經直挺挺立起來，我嚇了一跳，不僅讚嘆植物的生命力強大，也訝異好水促進新陳代謝滋養細胞的效果。

從那天起，我就開始每天生飲好水，發現比燒開了更甘甜，更能解細胞的渴。也感嘆人類積習難改，雖然我早就知道這水能生飲，但一直認為燒開飲用較衛生，但花給了我啟示，用開水和自來水澆灌，花都不能盡情展現生命力，唯有活的好水才是生命所需。

二十幾年來，我一直努力推廣健康飲食的觀念和優質的產品，就是因為我深切體認到，**唯有眾善，才能成全小善**，也就是說，好的工具、用品，甚至食材，一定要有適當的經濟規模才能存在。就像濾水器廠商不能為我一人改造淨水器，農夫與畜牧業者也不可能為我一人生產高品質的農牧產品，因此我總是不斷學習、研究，並透過各種方法努力傳播正確的資訊，希望促使更多人願意透過消費行為來讓地球變得更好、讓所有人的身體都更健康，這也是我一直堅守的初衷。

正確的喝水方法

1　早晨起床喝 1 杯溫水

前文頁 54「早上第一杯救命水」提過這是救命水，因為睡覺時，身體還是會流失水分，起床的時候身體其實是缺水的，所以起床後喝杯水，不但能解身體的渴，還能穩定血壓、刺激腸胃蠕動，幫助排便，但要注意別超過 300 毫升。

2　經常喝水，別等口渴了再喝

等到察覺口渴時，其實身體已經缺水一段時間了。

3　小口、小口喝，每口不要超過 100 毫升

喝水時在口腔中略為咀嚼，一方面幫助唾液分泌，唾液中的消化酶也可以幫助腸胃消化吸收水分，避免脹氣。

4　飯前喝水，可以讓食物中溶於水的營養素容易吸收

飯前半小時先喝 100 毫升的水，讓水分被充分吸收，形成胃液，做好消化食物的準備。

想瘦身的人更應該這麼做，因為喝水會增加飽足感，可以減少進食量，達到瘦身效果。

5　運動前或從事沐浴、泡湯、三溫暖等會造成身體水分大量流失的活動時，應該先喝 1 杯水，中間也要適度補充水分

運動的時間愈長，水要補充得愈勤快。

在高溫潮溼的環境下運動，以及流汗過多時，都必須適度增加水

分的攝取。

6 運動後，千萬不要因為大量流汗而牛飲

一次灌入太多水，腎臟會加速排尿速度，不僅喝下肚的水立刻流失，也增加腎臟負擔。

要分次慢慢喝，1 小時內飲水不超過 1,000 毫升。

7 1 天的飲水量＝（身高＋體重）×10

將一整天的飲水量平均分配到上、下午，晚上睡前 1 小時盡量少喝水，以免夜尿影響睡眠。

8 參加競賽、考試前喝半杯水，表現更好

大腦含水量達 75%，所以當身體脫水，大腦真的也會跟著「縮水」。美國曾經做過研究，由於近 2/3 的孩童上學時都處於輕度脫水狀態，這可能對他們的在校表現造成負面影響，於是進行實驗。A 組在考試前喝 1 杯水；B 組在考試前完全不給水。得到的結論是：即使孩子只是處於輕微缺水狀態，多喝水還是能讓他們的認知表現變得更好。

9 還不到吃飯時間，感覺餓了，先喝點水

人體對渴的感覺不敏銳，有時候感覺餓了，其實是渴了，所以先喝點水，測試是真的餓了，或其實是渴了。

10 突然感覺全身乏力、疲累、情緒焦躁，或大腦注意力無法集中時，趕快喝點水

出現這些狀況時，其實代表身體已缺水，得趕緊補充水分。

⏰ 小心水中的塑膠微粒

　　因為養成經常喝水的習慣，我外出時一定會攜帶保溫杯，以免臨時找不到水喝，讓身體承受缺水之苦。在一些會議或餐會的場合，主辦單位通常會為來賓準備瓶裝水，每當有人好意請我喝瓶裝水，我總會婉拒，因為瓶裝水除了不健康，更污染環境、浪費水資源，所以除非萬不得已，我盡量不喝瓶裝水。

　　透過廠商刻意的行銷包裝，消費大眾都以為瓶裝水比煮沸的自來水更乾淨、品質更好，但事實上恰恰相反，單就水中的塑膠微粒來說，瓶裝水就比自來水多了二十二倍。

　　水中含塑膠微粒是近年來科學家一項驚人的發現。2017 年 9 月，美國紐約州立大學（State University of New York）和明尼蘇達大學（University of Minnesota）合作，針對全球五大洲、十四個國家，共一百五十九個自來水的樣本進行檢測，發現有 83% 的自來水樣本遭到塑膠微粒污染，其中受污染最嚴重的是美國，大概有 94% 的自來水樣本受到污染；最輕微的是歐洲，像英國、法國、德國等國家受污染的程度較低，但也有 72% 的污染率。這個結果震驚全世界。

　　我國環保署也在 2018 年 9 月首次公布國內八十九處淨水場、養殖場和海水浴場塑膠微粒含量調查，發現超過 44% 家戶自來水、61% 原水、以及海水、沙灘、養殖和野生貝類都有塑膠微粒。鑑定

結果顯示，這些微型塑膠的材質以 PP、PE、PS 為主，來源多是常見的塑膠用品，例如寶特瓶、塑膠袋、瓶蓋、吸管、塑膠飲料杯及各種人造纖維產品等，它們裂解後可以在環境中停留達千百年。

而瓶裝水的檢驗結果更令人驚駭。2018 年紐約州立大學針對瓶裝水進行檢測，橫跨九個國家的十九個地區、十一個品牌，例如可口可樂副牌、百事可樂副牌等，共二百五十九個瓶裝水樣本，結果93% 的瓶裝水、十一個品牌全受到塑膠微粒的污染。

科學家口中的塑膠微粒是指直徑或長度少於5毫米的塑膠碎片，又稱微塑膠，這些塑膠微粒會透過食物鏈，最後再回到人體。前文兩項水中塑膠微粒研究也引起世界衛生組織的重視，世界衛生組織的研究報告也指出，瓶裝水中的塑膠微粒數量遠高於自來水，原因可能與製造瓶子和裝瓶的過程有關。

科學家認為，塑膠微粒從它本身、塑膠製程中的有害化學成分到可能黏附在塑膠微粒表面的微生物，例如生物膜（Biofilm），都會成為人體健康的潛在危害。雖然還需要更多數據證明，但國外研究單位推測，塑膠微粒可能導致兒童過動症、自閉症，甚至癌症。

瓶裝水對健康和環境的威脅還不只這些：

1　瓶裝水的包裝材質，在遇到 60ºC 以上的高溫時，就可能釋放出塑化劑，而瓶裝水的運送過程經常是在太陽下曝曬或置於高溫環境。

2 根據環保媒體平台「一顆綠色星球」（One Green Planet）的報導，光是美國人，每年要用 1,700 萬桶石油、1,000 多億加侖的水來生產盛裝瓶裝水等飲料的寶特瓶，這還不包含運送、儲藏、販售、回收等過程中所耗費的資源以及產生的碳足跡，其實非常不環保。

3 寶特瓶在自然環境中需要好幾百年才會分解，而數量龐大沒有被回收的寶特瓶漂流到海洋中，不僅會污染海洋與河川環境、危害海洋生物與鳥類的生命，還會裂解為塑膠微粒，被海洋與河川生物攝取，最後透過食物鏈的累積，回到人類的肚子裡。

澳洲紐卡索大學的研究發現，就算只是喝一般的自來水、吃正常的食物，一週就等於將一張信用卡大小的塑膠微粒吃下肚，好比把信用卡研磨成粉末每天灑在飯上，如果整週都喝瓶裝水，那就等於吃了二十二張信用卡。對此，世界衛生組織也要求各國減少一次性塑膠的用量，以免讓太多塑膠製品進入大自然。

我了解這些事實後，就堅持自備保溫瓶裝水，也衷心建議各位都養成這個習慣，減少使用寶特瓶，這麼做對地球環境與自身健康都更友善。我也慶幸自己早在 2007 年就已經開始使用「Vitaway」淨水器，根據檢驗，它能濾除 99.99% 的細菌、病毒；99% 以上的餘氯；以及 0.5 微米（μm）的塑膠微粒，而這也是目前發現最小的塑膠微粒大小，相當於人類頭髮直徑的 1%，因此少吃了很多的塑膠微粒。

🕐 讓水更好喝的蔬果加味水

我喜歡喝水，尤其是我家鵝頸龍頭剛流出來、可以生飲的小分子水，非常清爽甘甜。

但是有些人喝慣了茶、咖啡或各種甜飲料，就會覺得白開水淡而無味、不好喝。

那麼有什麼方法讓這些人愛上喝水呢？特別是小朋友，要如何搶救他們的味蕾，讓他們不至於成為汽水、果汁、可樂等含糖飲料的俘虜呢？

其實，多多利用蔬果提升喝水的視覺和味覺美感，就能提高喝水動機；還能在喝水的同時獲得更多抗氧化、抗發炎的健康效果，一舉多得！

以下介紹我在家裡常製作的四款蔬果加味水，讓你在補水的同時，還能喝下蔬果香草溶在水中的維生素 C、檸檬酸、礦物質等營養成分，而且低卡零負擔，喝再多也不怕發胖。

尤其蔬果香草加味水中的「香氣」可調節自律神經、緩和頭痛、放鬆心情及提高專注力。自律神經很難靠自己調節，不妨試試蔬果加味水的香氛療效。

薄荷迷迭香檸檬水

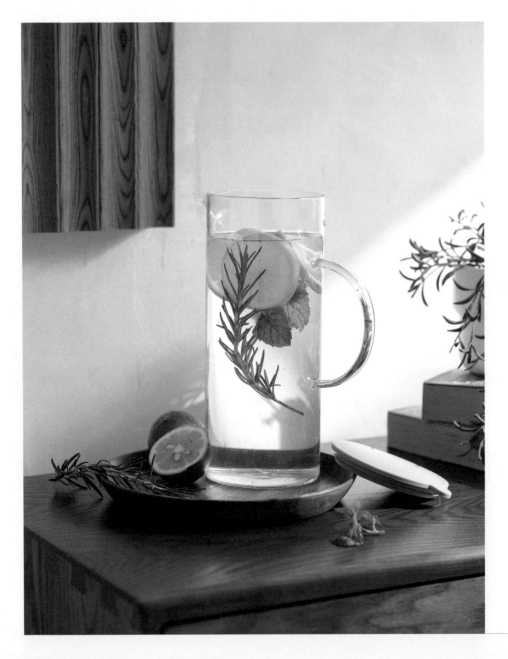

(解熱)　(醒腦)　(瘦身)

食材

1　迷迭香　　　1 段
2　帶葉薄荷　　1 枝
3　去籽檸檬片　適量
4　好水　　　　適量

做法

1　找個形狀漂亮的玻璃瓶，先剪一段適當長度的迷迭香，清洗乾淨，放進瓶中。
2　接著放 1 枝帶葉薄荷。
3　再加上幾片富含維生素 C 的帶皮去籽檸檬片。
4　倒入好水浸泡。

　　迷迭香有濃郁的香氣，能幫助消化、消除脹氣、還可以緩解頭暈、頭痛，消暑解熱。

　　薄荷不僅清涼潤喉，能預防口臭，還有助於提神醒腦。

　　這兩種香草都富含能抗發炎的萜烯類脂肪酸，再加上富含維生素 C 的帶皮去籽檸檬片，就能幫助促進代謝、排毒瘦身。

　　這瓶水，看著就賞心悅目，喝起來更清涼爽口，香氣迷人。這是我在家待客最常準備的好水飲料，每次都博得賓客讚賞；也是夏日午後家人最佳的消暑飲料，吸引不愛喝水的老爸和兒子多喝幾杯好水。

小黃瓜薄荷萊姆水

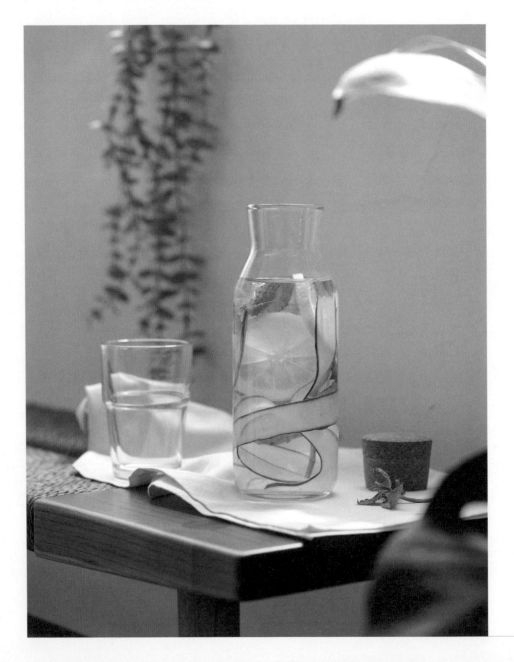

清熱　提神　排毒

食材

1 小黃瓜　　適量
2 萊姆　　　適量
3 薄荷　　　適量
4 好水　　　適量

做法

1 視容器大小及形狀，將小黃瓜削成薄長條或切圓片後放入。
2 接著放入薄荷。
3 再切幾片萊姆，或擠入萊姆汁。
4 倒入好水浸泡。

　　小黃瓜、萊姆和薄荷都具有使口氣清新、幫助消化的作用，很適合加在好水中增添風味與營養。

　　小黃瓜味道甘甜，能清熱利尿，消除煩渴、咽喉腫痛，還含有礦物質鉀，幫助排除體內多餘鹽分和水分，防止下肢水腫。

　　薄荷含有薄荷醇、薄荷酮，能提神、鎮痛、去油解膩、消除脹氣。用薄荷泡茶，對孕婦很安全，且能改善孕吐、頭暈等問題。

　　萊姆也可用檸檬取代，兩者都有葉酸、維生素 A、維生素 C、鉀和抗氧化成分，也都有可以抗癌的類黃酮（Flavonoids）；果皮中也都含有「檸檬苦素」（Limonoids），能幫助肝臟排毒。

　　將食材浸泡一段時間，就有好喝、養顏又養眼的天然加味水了。喝完，還可以把小黃瓜貼到眼皮上，讓疲勞的眼睛得到滋潤和舒緩。

鳳梨水

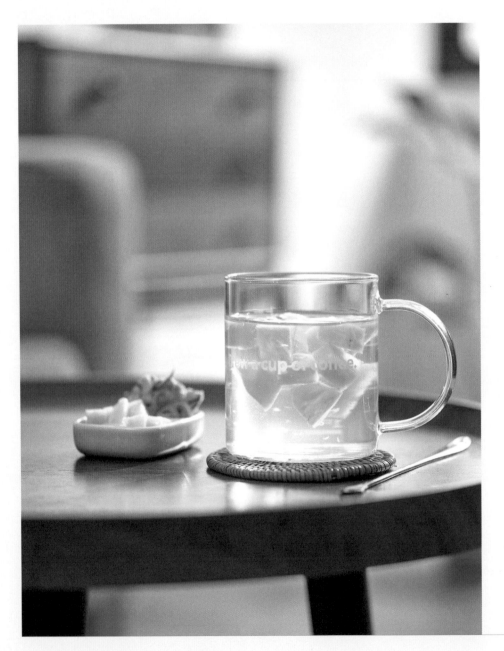

消除
疲勞

吸收
鐵質

抗發炎

食材

1 鳳梨　　　　適量

2 好水　　　　適量

做法

1 鳳梨去皮切塊，放入杯中。

2 倒入好水浸泡。

鳳梨是台灣最具代表性的水果之一，酸酸甜甜的滋味迷人極了。

鳳梨含有豐富的維生素和酵素，維生素 B₁ 和檸檬酸可以促進新陳代謝、消除疲勞和增加食慾；維生素 C 可以幫助鐵質吸收；鳳梨酵素除了可以幫助消化，還有助於抗發炎，能緩解呼吸道、視網膜、關節等部位的炎症以及蜂窩性組織炎。

怕吃鳳梨會破嘴，切幾片泡水，可以額外補充許多營養。另外，鳳梨中的維生素 C 不會受到高溫破壞，所以泡水果茶加鳳梨是個好主意。

[同場加映] 鳳梨皮水

我家常用鳳梨打精力湯，丟棄了許多果皮，感覺很可惜。如果買到有機鳳梨，把外皮清洗乾淨，再用流動好水沖洗 2、3 分鐘，瀝乾後去除頭尾，切下外皮，放鍋內，加一倍水，煮開後小火滾 20 分鐘，放涼之後就是好喝的鳳梨水。不僅具有淡淡的鳳梨香甜味，還能利尿、解暑、解酒、降血壓。

柑橘水

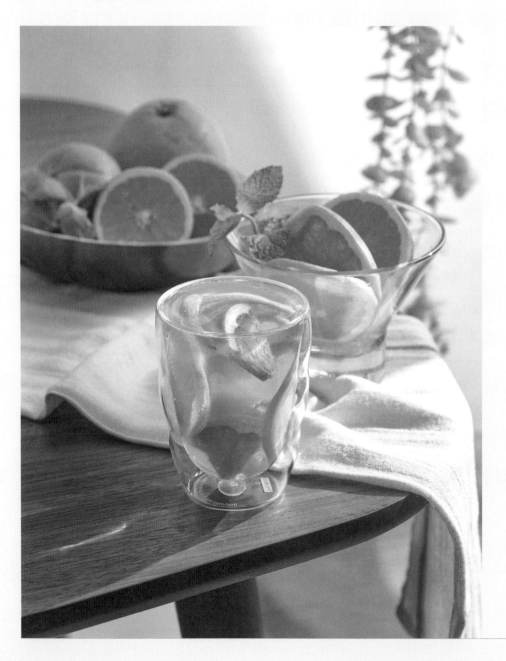

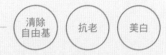

食材

- 柳丁　　　適量
- 橘子　　　適量
- 葡萄柚　　適量
- 好水　　　適量

做法

1 將柑橘類水果切片，放入杯中。
2 倒入好水浸泡。

　　柳丁、橘子、葡萄柚等柑橘類水果都含有豐富的維生素 C 和抗氧化物質，包括六十多種類黃酮和十七種類胡蘿蔔素，這些抗氧化物質能清除體內對健康有害的自由基、舒張血管、減緩衰老、美白皮膚，把它們切片放入水瓶或水杯中，會自然滲透出淡淡酸甜味和柑橘皮的清香，讓水更美味爽口。想要滋味和顏色更豐富，也可添加切片鳳梨或幾枝薄荷葉。

　　記得有一次受邀擔任健康大使，示範如何讓孩子愛上喝水，我準備了幾款天然蔬果水，除了綠色的小黃瓜奇異果水，還有黃色的鳳梨柑橘水、花青素含量為櫻桃十五倍的紅肉火龍果水，以及顏色美麗的蝶豆花水。

　　有對學齡大小的兄弟先嚐了鳳梨柑橘水，接著很有禮貌的問是否可以每種水都試喝看看，他們喝得開心，一旁的媽媽更開心，因為孩子平常愛喝飲料，不愛喝水，現在居然喜歡上營養滿點的蔬果水，於是二話不說，立刻買了能生飲並使蔬果營養和風味快速釋放出來的淨水器，回家自己做排毒蔬果水。

🕐 用美好健康的飲品寵愛自己

　　每天早上，我都會視天氣、季節與身體狀況，準備 1 杯攜帶出門的湯水。藉著這些賞心悅目、香氣宜人、美味好喝的健康飲品，讓自己每天都能精神抖擻、有個美好的出發，同時還能養身、養心、養顏，我認為是寵愛自己、照顧自己的最佳方式之一。

　　例如，夏天身體感覺燥熱時，可以喝大麥茶；想要清肝明目，可以喝決明子茶；想祛除體內溼氣，可以喝薏仁紅豆水。天氣較冷，或身體感覺較寒時，可以喝屬性較溫的紅棗枸杞茶；但若天氣較熱，或感覺身體有點上火時，就可以改喝屬性較涼的菊花枸杞茶。運用植物的天然屬性來調養身體，真是既安心、省錢又有效。

　　我還建議自己動手種植用於這些湯水的植物，只要到花市買些盆栽，像是迷迭香、薄荷、萬壽菊、甜菊等香草植物，或是近年很受歡迎的蝶豆花等，帶回家後先養一陣子，等到可能有的農藥代謝後，即可直接採收使用。可以一次多買幾種不同植物，或依季節輪流栽植，就可以經常喝到不同的花草茶，攝取到不同的植化素、抗發炎與抗氧化物質，也讓生活充滿不同的變化。由於是將植物直接烹煮或浸泡在熱水中，所以若要使用乾燥植物，我會特別留意選擇有機或無農藥殘留的產品。

　　我也建議你準備一個方便燉煮湯水的工具，讓製備湯水變得簡

單，會增加自己動手做的動機。我也是在有了粉漾壺這個好用的工具後，發現完全不用顧火很方便，就愈來愈喜歡用它來燉煮各式湯水。在此也和大家分享我在各個季節常常準備的湯水食譜，都非常簡單、好喝且有益健康，歡迎你也一起動手做做看。

一年五季，順時養生

順時養生是中醫非常重要的概念，就自然界的陰陽變化而言，對人影響最大的莫過於四季交替及晝夜變更。如能適應自然規律，積極順節氣、按時辰來養生防病，就可提高自身的抗病能力。

一般常說春季養肝，綠色入肝；夏季養心，紅色入心；秋季潤肺，白色入肺；冬季養腎，黑色入腎。那麼脾臟呢？同為五臟之一，在季節養生中，為何獨缺脾臟？事實上，在中醫學裡，將一年分成五季，分別是春、夏、長夏、秋、冬，長夏養生重點正是健脾去溼、養護脾陽。所以根據不同季節用不同的飲品和食物來調養我們的五臟與身體，可收事半功倍之效。

● 春季養生重點

春季「陽氣生發」，這股陽氣在人體表現在肝，因為肝在中醫五行當中屬木，這時候的肝就像春天的樹木，生機蓬勃。所以春季

養生最重要就是養肝，要扶助體內陽氣生發舒暢。在飲食上，可以多吃些溫補的食物來扶陽。中醫認為，綠色入肝，所以《本草綱目》作者李時珍認為，春天盛產的偏溫性的綠色蔬果，例如，蔥、韭、蒜、莧菜、菠菜、春筍、香椿、豌豆苗、茼蒿、薺菜、萵苣、山藥、芋頭、荸薺、芹菜等，雜合而食就是春季養生最好的食物。

春天肝氣最足，肝火最旺。但肝火如果太旺，會有口乾口苦、耳鳴頭痛、眼睛紅赤、容易動怒生氣等症狀，這時，可利用略帶甘溫的食物來補養氣血、調理肝氣。多吃具有祛痰健脾、補腎養肺的食物，例如枇杷、梨、蓮子、百合、大棗、核桃、蜂蜜等，有助於減輕症狀。

● 夏季養生重點

很多人一到夏天就渾身不舒服，頭痛、失眠、煩躁、坐立不安，這是因為夏季炎熱高溫，容易使人心神不寧、心情煩躁，導致心跳加快，加重心臟的負擔；同時夏季容易出汗，如果沒有適當補充水分，導致血液黏稠度增高，也會加重心臟的負擔，引發各種心腦血管疾病。所以夏季要養「心」，特別是銀髮族，要常喝水、保持心情舒暢，千萬別暴怒生氣，以防心臟病發作。

養心可以吃一些苦味的食物，如苦瓜、苦茶、蓮子芯等，以收清心涼血、解暑去熱、健脾利胃之效。同時紅色入心，夏天盛產的桑葚、紅西瓜、葡萄柚、胡蘿蔔、番茄、紅棗也是養心好食物。還可以多吃冬瓜、絲瓜、蓮子、紅豆、薏仁、山藥等去溼利

尿的食物，順便消水腫、瘦身。

夏天也是調整體質、冬病夏治的好季節。趁著一年中最炎熱、陽氣最旺的時候，多曬太陽、運動強身。少吃生冷，可以改善過敏體質，減少冬季好發的慢性疾病，如慢性支氣管炎、氣喘、風溼等陽虛症。

● 長夏養生重點

脾臟最怕溼熱，「脾溼」會影響消化功能，容易出現疲倦乏力、食慾不振、大便偏稀、四肢冰涼的情形，甚至會造成水分滯留，形成水腫。而現代人脾虛的很多，到了盛夏溼熱季節更是渾身不舒服。要健脾消水腫不妨吃點嫩薑或粉薑。

嫩薑肉嫩、多汁，不辣又開胃，而且根據中醫典籍它屬於涼性，切片用紫蘇梅汁醃漬當開胃菜吃，不僅養胃還可以去溼，不過分量千萬不可以多，2、3 片就夠了。粉薑比嫩薑老一點，它屬於溫性，可以降低食物的寒涼性，有健胃津脾的功效。尤其黃色生薑皮能行水，有利尿消腫功能，可減少水腫。

要健脾，可以多吃黃色、甘味的東西，特別是五穀根莖類，例如，糙米、燕麥、小米、玉米、薏仁、南瓜、黃色番薯等。《本草綱目拾遺》提到，番薯（地瓜）能「補中，暖胃，肥五臟」，它的水溶性纖維很多，熱量比米飯略少，所以脾虛的人，可用番薯當主食。另外，長夏期間也可以適量補充黃豆、黃豆芽、黃椒、花生、腰果、核桃、鳳梨、芒果、木瓜。

● 秋季養生重點

　　都說秋季較燥，充滿肅殺之氣，容易傷肺；而肺不好的人在這個季節容易引起咳嗽、過敏性鼻炎、支氣管炎，嚴重會導致肺炎，所以秋季養生首重潤肺，減少呼吸道毛病。飲食以增加津液、清熱安神、潤燥止渴為主要原則。

　　要防燥，就要少吃辛辣燒烤、燥熱的食物，例如，麻辣鍋、羊肉、蔥、薑、蒜、辣椒、花椒、炒花生等。還要少吃瓜，瓜類多屬陰寒性，多吃傷脾胃。秋季乾燥，大腸蠕動速度也減慢，容易便祕。所以要多吃蔬菜水果，補充膳食纖維，促進腸胃蠕動。蔬果中的胡蘿蔔素和維生素 B 群，還能預防眼睛乾澀及呼吸道感染。

　　中醫認為白色入肺，所以秋季要多吃白色的食物，例如，白蘿蔔、白木耳（銀耳）、百合、蓮子、南杏等，剛好大自然在這個季節也盛產白色的蔬果，例如，水梨、白柚、茭白筍、蓮藕。在深秋盛產的柳丁、柑橘，削去了外面黃皮，中間一層白色絨層，含豐富維生素 C 和類黃酮，也是滋陰潤肺的好物。西洋參補氣養陰，有益肺陰、清肺火的功效，如果常常覺得心煩易怒、口乾口渴，可以泡幾片西洋參當茶喝。麥門冬清肺降火、滋陰潤燥，適合陰虛火旺的人泡茶喝。多喝水、泡腳也可以減少秋燥。

● 冬季養生重點

　　冬天是最重要的養生季節，不僅死亡率比其他季節高，寒冷多變的氣候還容易引起很多慢性病的復發或加重，例如，支氣管

炎、哮喘、支氣管擴張症等。寒冷還會使血壓升高，刺激心肌梗塞和中風的發生；誘發胃和十二指腸潰瘍、風溼症、甲狀腺機能亢進及青光眼等症狀加劇。

中醫也認為在「風、寒、暑、溼、燥、火（熱）」六種外來的氣候影響因素中，「寒邪」最傷人的陽氣，而陽氣是人體溫熱之氣、生長之氣，陽氣損傷是很多疾病發生的重要原因。

冬季是腎氣當令的時段，容易出現腎的病變，所以冬天要養腎，可以多吃黑色的食物，例如，黑桑葚、黑芝麻、黑米、黑豆、何首烏等，有助益腎抗衰老。中醫認為腎是人體陽氣之根，腎陽被傷也會引起很多疾病，所以主張少鹹、少吃點海鮮，因為海鮮屬鹹；宜苦，可適量吃一點苦味的食物補心陽，例如白色杏仁。

不過也因為陽氣收斂，氣血從體表回到腸胃，消化力較強，就可以吃一些比較有滋補效果的食物，例如，羊肉、牛肉、雞肉、鮮魚等肉類，和咖哩、辣椒、胡椒、蔥、薑、韭、蒜等溫熱的辛香料，以及核桃仁、木瓜、葡萄、蘋果、胡蘿蔔、桂圓、紅棗等溫性食物，替身體補充熱量和能量。但冬天適量吃些清涼順氣的蘿蔔和鴨、鵝、蓮藕、木耳等滋陰的食物，也可避免陽氣鬱結。

國人注重冬令進補，但真正需要進補的是一些體質偏虛寒的人，例如，身體畏寒、手腳冰冷、臉色蒼白、貧血、倦怠乏力、腹瀉、尿量多而色淡的人。如果想進補，可以利用含植物性蛋白質的食物，例如，黃豆、黑豆、毛豆、豆包等，搭配黃耆、肉桂、黨參、白朮、茯苓、當歸、首烏、枸杞、桂圓、熟地、紅棗等溫補氣血藥材，為身體增加熱能，而不增加太多油膩負擔。

春季——潤燥蜂蜜水

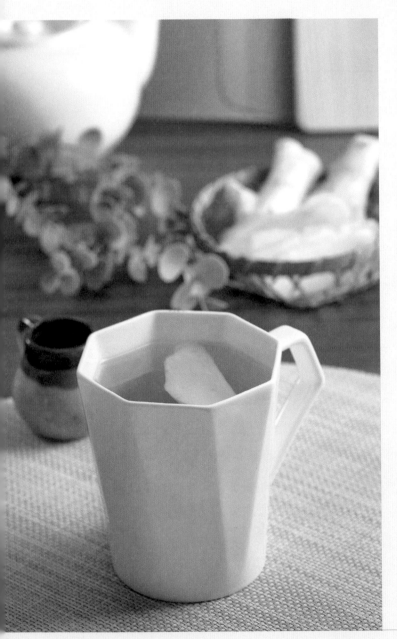

食材

1 生薑　　1 段（拇指大小）

2 蜂蜜　　1～2 茶匙

做法

1 生薑洗淨，不去皮直接切片後，放入水中。

2 添加蜂蜜攪拌均勻。

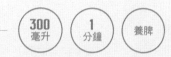

Tips

　　蜂蜜也是有熱量的，不宜添加太多，所以適量即可。我吃薑向來不去皮，因為薑皮本身就是一味中藥，可利尿消水腫。全食物就是這麼美妙，它會寒熱平衡，例如薑肉性熱，所以薑皮性涼；薑肉發汗，所以薑皮止汗。日常做菜一般不建議去皮，以免上火、積內熱；若是受了風寒，喝薑湯發汗，自然是去皮較好。

　　春季多風，身體燥，容易有喉嚨乾渴、咳嗽，以及便祕的現象，可以喝點蜂蜜水，潤春燥。唐代醫家孫思邈說：「春七十二日，省酸增甘，以養脾氣。」也就是說春天肝陽容易過亢，影響脾胃的消化吸收能力，所以可適量吃點甘味的食物養脾。

　　蜂蜜不僅甘，而且有很強的抗菌作用，能夠保護喉嚨、抑制咳嗽、清熱潤肺。春天氣溫變化大，容易傷風感冒。每天早上沖杯蜂蜜水，既可潤腸通便，又可預防感冒。另外，結構簡單的糖分也能迅速幫身體補充能量，減少春睏。

[同場加映] 添加生薑，配方升級

「早上3片薑，賽過喝參湯。」生薑有助驅寒、減少晨起的不適、噁心感，並能夠降低發炎、緩和肌肉疼痛。

夏季 —— 消暑綠豆水

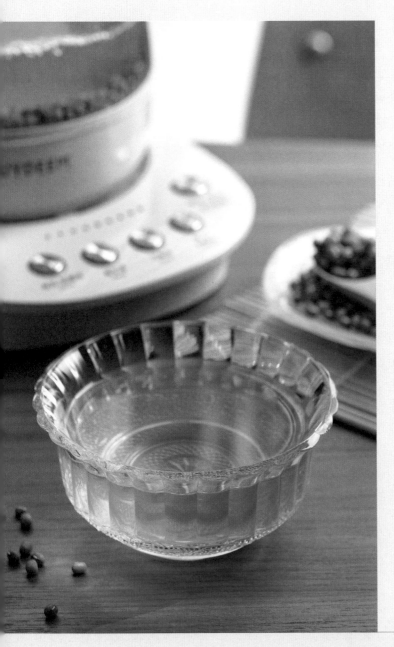

食材

1 有機綠豆　　50 公克
2 好水　　　　500 毫升

❖ 綠豆與水的比例 1：10。

做法

1 綠豆洗淨放入粉漾壺。
2 添加好水按花果茶鍵煮
　 10 分鐘即可。

<table>
<tr><td>500
毫升</td><td>10
分鐘</td><td>粉漾壺</td></tr>
</table>

Tips

　　用我這個方法煮綠豆水很簡單，早上起床先煮，梳洗好要出門時，綠豆水也好了，裝瓶就可攜帶出門。用這個方法煮綠豆水綠豆不會煮破，湯色很是清澈。

　　綠豆中的有機酸和維生素，容易因加熱時間過長而遭到破壞，降低清熱解毒的功效，因此，如果只是想消暑，不要煮太久，以免把綠豆煮破，只喝水、不吃豆，就能達到很好的消暑功效。

　　煮過水的綠豆可以放冰箱冷凍，積存一定數量再煮綠豆湯喝，這時可以煮久一點，把豆子煮爛，雖然這種綠豆湯消暑功效較差，但清熱解毒功效更強。

　　體質寒涼，容易手腳冰冷或經常拉肚子的人不適合大量或常常喝綠豆水。

　　許多人喜歡喝冰冷的飲料來解暑，這是養生大忌。因為天熱身體的血液多分布在體表，相對造成消化道的血液供應不足，這時如果再飲用過多冰冷飲料，很容易損傷腸胃引起發炎，尤其年紀大的人更要注意。兒童、青少年也要節制，否則年輕時沒打好底子，年紀大了就會衰老得特別快。

　　綠豆水是夏天最簡單也最有效的養生湯水，具有清熱消暑，利尿消腫，潤喉止渴及明目降血壓的功效。

長夏——去溼四神湯水

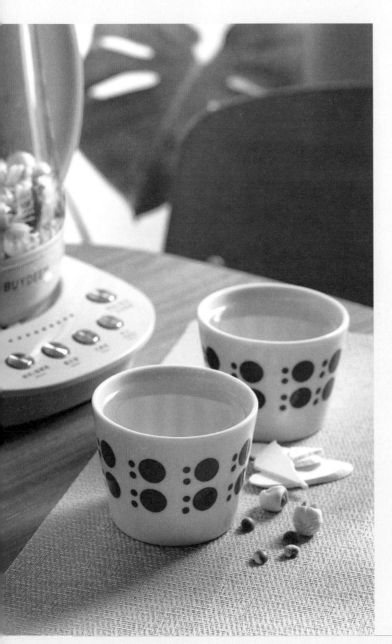

食材

1 芡實　　　　適量
2 蓮子　　　　適量
3 淮山　　　　適量
4 茯苓　　　　適量
5 好水　　　　1,200毫升

做法

1 把四神湯料洗淨後，放入粉漾壺。
2 添加好水 1,200 毫升，煮 30 分鐘即可。

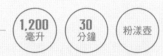

Tips

　　煮好後把水倒出來，直接當水喝或用來煮湯、煮飯皆可。要特別注意，這種水一定要喝熱的，不能喝冰的，以免加深脾胃的溼熱。

　　煮過的四神湯料可以再添加水及汆燙好的排骨一起煮 30～40 分鐘，一樣可以煮成好喝的四神湯，一湯兩喝，效果加倍。

. . . .

　　每年 7、8 月從小暑（國曆 7 月 7 日前後）到處暑（國曆 8 月 23 日前後），就屬於長夏時節，天氣又溼又熱，這時候可以煮一壺四神湯水當開水喝，不僅能溫脾、健胃、補腎、利溼，而且不燥不熱，各種體質的人都適合，難怪四神湯有天下第一湯的美譽。

　　四神湯的食材有芡實、蓮子、淮山、茯苓，通常是等比例，為了加強去溼的效果，有些中藥行會添加薏仁變成五神。一般家庭或餐館常用豬肚、小腸或排骨燉四神湯，起鍋前添幾滴米酒，香味撲鼻。不過有中醫推薦單純把四神煮水，也等同天醫神水，效果很好。

[同場加映] 炙甘草水

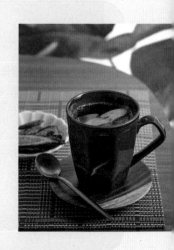

炙甘草的量不必多，丟 1、2 片到杯子裡，反覆熱水沖泡一整天就可以了。

甘草補脾益氣、止咳潤肺，還可以解毒，尤其添加蜂蜜蜜炙而成的炙甘草，可以改善脾胃虛弱、大便偏稀、倦怠乏力、發熱咳嗽、心悸等症狀。

秋季——養血五紅水

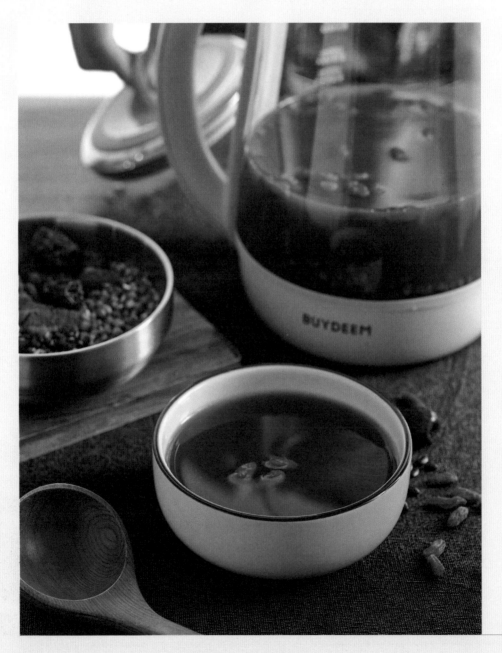

（1,200 毫升）（30 分鐘）（粉漾壺）

食材

1 赤小豆或紅豆　　　50 公克
2 紅薏仁　　　　　　25 公克
3 紅棗　　　　　　　7 顆
4 枸杞　　　　　　　15 公克
5 紅糖　　　　　　　8 公克
6 好水　　　　　　　1,200 毫升

做法

1 食材洗淨，每顆紅棗劃兩刀。
2 枸杞以外的食材皆放入粉漾壺，倒入好水，按燕窩鍵煮 30 分鐘。
3 燈帶亮到最後一格時，再投入枸杞，以免煮太久營養和風味流失。

Tips

　　煮出來的湯汁可以當水喝，紅棗、枸杞也可以一起食用；薏仁、紅豆粒則可以再加水煮爛當飯吃，不僅健脾、祛溼，還可以養血。

❖ 我發現使用紅棗就夠甜了，是否添加紅糖看個人喜好。
　紅薏仁即未去除種皮的糙薏仁，薏仁的種皮富含「薏仁酯」，能抑制癌細胞，所含的維生素 B 群和膳食纖維也較豐富。

　　台灣每年從 5 月梅雨季一直到立秋之後的秋老虎，天氣都溼熱難當，大多數的人又長時間待在冷氣房裡，所以溼氣的問題很嚴重，常易出現身體疲憊水腫、怎麼都睡不飽和大便黏膩的現象。我以前在這個季節常喝糙薏仁紅豆水，幫助身體去溼。但如果本身陽氣不足，這樣喝可能會愈喝愈腫，而女性通常氣血都不足，可以改喝這款進階版的「五紅水」，養血滋補的功效特別好，尤其適合貧血體虛的女性。有些女性生理期間失血過多容易頭暈眼花、臉色蒼白等，常喝五紅水，能補血、改善貧血症狀、緩解痛經症狀。

冬季 ── 散寒二神湯

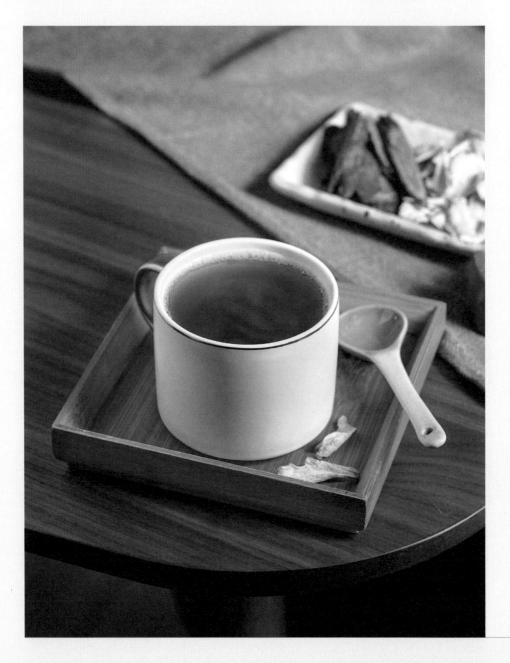

（500 毫升）（30 分鐘）（粉漾壺）

食材

1　炙甘草　　　2 錢（6 公克）
2　乾薑　　　　1 錢（3 公克）
3　好水　　　　500 毫升

做法

1　將炙甘草和乾薑放入粉漾壺，倒入好水。
2　按燕窩鍵煮 30 分鐘，可煮 2 次。

Tips

這兩味藥都炮製過，應該不必洗。真要洗，好水沖一下即可，絕不能泡。

冬天氣溫低，很容易受寒，出現鼻涕流個不停、喉嚨有痰的症狀。中醫認為鼻涕、痰多主要的病根是肺寒，這時就可以喝這款湯。

這是醫聖張仲景的方子，溫肺祛寒的功效如神，所以被稱為二神湯。其中甘草甘平，能和中益氣、強化胃腸機能；乾薑辛溫，能加速新陳代謝、促進血液循環，兩者相互配合，發揮溫裡祛寒、回陽復氣的效果，也可以改善老年體虛、頻尿的現象。

如果鼻涕和痰都是清清如水，代表體內寒，沒有發炎現象，可以用炙甘草，溫陽的效果更好。如果咽喉疼痛、咳嗽，就要用生甘草，有止咳並改善發炎現象的效果。

新冠肺炎剛開始流行時，我天天都煮，全家人各喝 1 碗，增強免疫力，消除肺和呼吸系統的寒氣，連一早起來容易打噴嚏、流鼻涕的現象都改善了很多。不過，如果喝了有發熱、口渴的現象，就必須停止。

很多疾病都是生活習慣造成的

　　多年力行健康的飲食與生活方式，我與家人的身體幾乎不曾再出現過大問題。但人體畢竟不是鐵打的，稍一不慎疏忽，難免也會有些小毛病。每當我或家人的身體出現一些小狀況，我總會先仔細審視、思考，看看可能是什麼原因引起的，再用一些物理或食療的方法，讓身體回到健康平衡的狀態。

　　其實，人體原本很敏銳，也知道如何自我療癒，就像動物生病時會自己找草藥吃。但或許因為醫學太發達，我們一旦出現病痛，只要去看醫生、吃個藥，馬上就能藥到病除，因而造成了我們的惰性，也弱化了身體的敏銳度與自癒本能。

　　然而，藥物可能只是減緩了症狀，並沒有解決根本問題，加上藥物多少都會造成肝、腎的負擔，若身體一有不適就吃藥，長期下來可能影響到肝腎功能。國人洗腎率居高不下，某種程度也反映出用藥習慣的問題。

　　如果仔細檢討，不難發現很多病都是我們自己在不知不覺中造成的。有一陣子，我發現先生沒有感冒，卻常不時「喀！喀！」的輕咳幾聲。我一度懷疑是否是頸部肌肉鬆弛導致吞嚥產生問題，這是許多年長者會有的現象，但又不太像。經過仔細觀察後，我終於找到病因了！

　　原來那段時間，他開始早上起床做精力湯，原本已戒除咖啡的他，某天一時興起，在做精力湯時順便沖了杯咖啡來喝，咖啡

的香味勾起美好的回憶，從此他便每天早上一邊做精力湯一邊喝咖啡。沒想到這樣喝了一個月之後，就出現了輕咳的症狀。我判斷是空腹喝咖啡導致胃食道逆流，立刻勸他戒咖啡。果然戒咖啡之後，症狀也隨之消失。

　　從我先生的例子，可以說明時時刻刻關注自己身體的重要。如果沒有思及喝咖啡與症狀的關聯，一有症狀便去看醫生，醫師應該只會判斷我先生是胃食道逆流，然後給他制酸劑服用，而他仍會繼續喝咖啡。如此一來對身體反而造成雙重傷害，因為喝咖啡會繼續讓他胃酸逆流，制酸劑雖然能抑制胃酸分泌，長期服用卻可能造成消化不良，也無法真正解決問題，而且胃食道逆流還是食道癌的危險因子之一。

　　我並非鼓勵大家有病不去看醫生，而是深深覺得，每個人都該為自己的健康負責，不應把全部責任都交給醫師。醫師無法了解你實際的飲食、生活、身心狀況，現代醫療只能治療病症，真正的康復還是要靠自己。

　　至於每個人都會遇到的傷風感冒（流鼻水、打噴嚏、喉嚨不舒服等症狀），我的經驗是穿得夠暖最重要。曾有人測量過衣服只穿到不覺得冷、以及衣服穿到不覺得熱這兩種人的脈象，結果發現，衣服只穿到不覺得冷的人，會呈現出接近生病的脈象，原因是身體處於此種狀態中，必須協助抗寒，承受的壓力較大，心臟也要增加工作量。難怪有位中醫朋友每次都苦口婆心勸病人：「請為你可憐的心臟多穿件衣服。」

　　頭部、後頸部與腳部的保暖更是重要。所以寒流來襲時，我會戴帽子，而且盡量穿有領子的上衣，或隨身攜帶圍巾，就是為了保護後頸部到大椎穴的部位不受寒。

　　曾經有位朋友和我分享，有幾天他只要一躺下睡覺就咳嗽，後來他想到自己全身都穿了衣服，只有脖子是露出來的，便找了條圍巾圍上，咳嗽便自動停止。每年秋季開始我也一定會穿襪子，讓足部保持溫暖。記得有次我全身穿得很暖，但仍輕微流鼻水，猜想可能是襪子太薄了，再多穿上一雙襪子後，鼻水就止住了。此外，穿襪子睡覺也能幫助入眠。

　　真的出現輕微感冒症狀時，我會先按摩鼻子上鼻通穴與迎香穴（見頁 37 圖 8），改善一下鼻子的血液循環。喉嚨不舒服的話，我則會早晚舀 1 茶匙蜂蜜，滴上蜂膠，直接吃下去。蜂膠的味道較辛辣，混著蜂蜜一起吃會比較容易入口，但使用前要先確定自己不會對蜂膠過敏。然後再喝大量的溫開水。我也會用熱水的水蒸氣來薰鼻子，緩解鼻塞。

　　另外，攝取大量維生素 C，是預防感冒與有感冒前兆時的良方。我會取 4 顆柳丁，削掉黃色外皮，保留白色部分（因含有「天然抗生素」之稱的類黃酮），去籽後放進調理機直接打成果汁飲用，完全不另外加水；或者取 4 顆同樣含高維生素 C 與類黃酮的百香果，挖出果囊和籽以調理機直接打成汁飲用，也是完全不另外加水。不過若真的感冒了，就不要喝果汁，避免水果的寒性加重感冒症狀。

萬一感冒症狀變得更明顯，我會將洋蔥切大塊燉水，燉煮出來的湯水添加蜂蜜拌勻飲用，對止咳非常有效。另一個辦法是把水梨連皮帶籽，加蜂蜜一起燉煮後食用，效果也相當不錯。如果受了風寒，流清鼻水，可以喝紅糖煮薑水，袪寒發汗。

如果發燒了，我建議要嚴密監看發燒的狀況，若是發高燒或低燒不退，最好請醫師檢查一下，確定體內是否有發炎跡象，以免延誤病情。

其實，當身體出現一些小毛病，就是在提醒我們要檢討自己的飲食、生活與處理壓力的方式。例如手腳冰冷、水腫、失眠、頭痛、胃痛等，常是經絡不通、免疫力、自律神經失調所導致。現代人經常上班日太忙，交感神經很亢奮，到假日就睡整天，又變成副交感神經作用太強。交感、副交感神經一直處於不平衡的狀態，當然會影響免疫力。前文提及的起床操（見頁 25），以及後文將與大家分享的經絡操（見頁 177）、床上助眠操（見頁 318），都有助於改善這些惱人的症狀。

你也可以學習一些經絡穴道按摩或導引的方法來改善不適，例如胃痛時可由膝蓋往下按壓小腿前側的胃經等。因為長期做這些養生操與穴道按摩，我的身體已經很久不曾出現這些小毛病了。其實，只要找出正確、適合自己的方法，這些小病痛一定會有所改善，屆時你就會產生信心，不再覺得對它們束手無策。

我在本書中所分享的方法，就是希望帶給大家信心，不只是被動的預防疾病，還要更積極的促進健康。

8:30
出門上班

- 姿勢正確，時時刻刻都在養生
- 保持良好姿勢的祕訣

我的
養生體系
05

姿勢正確，時時刻刻都在養生

要出門上班了，你最在意什麼？除了衣服穿得夠不夠、適不適合今天的場合、該帶的東西帶了沒，我最在意的是在穿衣鏡前整理自己的姿勢，看看還有哪裡要調整？

相信很多人都和我一樣，小時候常被父母叮嚀要注意姿勢，必須站有站相、坐有坐相、不要彎腰駝背等。但也可能和我一樣，總把父母的話當耳邊風。特別是後來才知道我有軟筋體質，雖然筋骨很軟，但其實是先天性韌帶鬆弛，筋骨的穩定度比常人差，也容易全身痠痛，因此從小我不喜歡運動，站著總是彎腰駝背，坐著就全身癱在椅子上，典型的沙發馬鈴薯。直到我向莊淑旂醫師學習養生之後，發現她特別重視姿勢，才明白原來錯誤的姿勢會導致的疾病，並開始矯正我不良的站姿、坐姿。但習性真的很頑強，到現在三十年了，我還在學，還需要時時關注自己的身型與姿勢。

為什麼保持良好姿勢對身體健康如此重要？有兩個主要原因：

1　良好的姿勢立刻讓你看起來年輕 20 歲。
2　姿勢會影響脊椎及骨盆，與身體健康息息相關。

正確的姿勢

只要姿勢正確，一個人的行為舉止和體態馬上變得優雅有活力，

立刻年輕 20 歲，瞬間減齡！同時也能降低身體年齡老化的速度。

　　如果站在街頭看來來往往的人群，就會發現各種不良姿勢造成的特殊體態。

1 烏龜頸

　　朝夕與 3C 產品形影不離的現代人很容易就出現這個姿勢，就是頭頸向前傾、背部拱起，從側面看就像烏龜探頭般，形成俗稱的「烏龜頸」（見圖 16）。

　　「烏龜頸」使後頸部肌肉長期緊繃，容易導致肌肉拉傷、肩頸痠痛，久而久之，頸椎的椎間盤失去彈性，擠壓神經，引發肩頸、手臂出現痠、痛、麻的現象。根據統計，每 3 個中年人就有 1 個頸部椎間盤突出，復健中心也常看到很多人「吊脖子」，就是在做頸椎牽引，以解除神經壓迫。

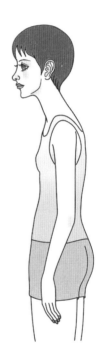

圖 16　烏龜頸

2 水牛肩（富貴包）

　　水牛肩是指頸椎第七節、也就是中醫口中的大椎變得肥厚，像小山丘似的凸出來（見下頁圖 17）。主要原因是長期彎腰駝背、拱

背縮肩造成的，這是上班族最習以為常的姿勢，也是我改了幾十年、到現在還在努力矯正的不良姿勢，除了容易造成肩頸僵硬、胸悶、腰痛，更可怕的是變成水牛肩。

我有幾位 60 幾歲的女性朋友，幾年沒見，再見時水牛肩已巍然成形，肩頸再也直不起來，我看了既心疼也暗自慶幸，幸好當年自己聽了莊淑旂醫師的提醒，及早注意調整姿勢，加上做運動、瑜伽改善，否則一定比她們更嚴重。

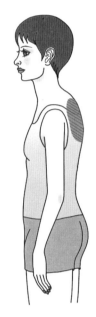

圖 17　水牛肩

3 小腹凸出

很多女性非常在意自己小腹微凸，怎麼瘦身都改善不了，其實可能是姿勢錯誤導致。也就是站立時，腹部往前凸、臀部往後翹，超過半數女性都會犯這個錯誤，乍看很像抬頭挺胸，但其實是骨盆前傾。骨盆前傾不僅會讓小腹前凸，還會導致臀部外擴和下垂，對身材、外觀影響很大。久坐、常穿高跟鞋或腹肌沒力的人都容易有骨盆前傾的毛病，這些因素我都有，所以也和小腹凸出奮鬥了很久。

4 高低肩

現代人常習慣單側揹包包，或單耳夾著手機講電話，或者站立

時重心只放一腳，也就是俗稱的三七步，導致肩膀左右兩邊肌肉不平衡，久而久之就形成高低肩，不但影響美觀，導致肩頸痠痛，甚至產生長短腳和骨盆歪斜的情形。

5 拖著腳步走路

　　有些人走路，腳彷彿有千斤重，抬不起來。老是拖著腳走路，不僅鞋底容易壞，還會產生特殊的腳步聲，甚至讓旁人認為這人連走路都拖，做事一定拖拖拉拉。拖著腳走路的人通常有扁平足，也就是「足弓較低」的問題，我就是其中之一，伴隨而來的是大腿後側及臀大肌的緊繃，容易產生下半身腫脹以及下背痠痛的問題。

　　這些烏龜頸、水牛肩、小鼓手（骨盆前傾）、鴨子屁股（骨盆後傾）及拖著腳走路等不甚美觀、老態龍鍾的身形、儀態，都是長期不正確的姿勢及肌肉無力造成的。另外，許多女性其實並不胖，卻因為肌肉鬆弛而顯得肥胖。這些問題都能透過維持良好姿勢來改善，而當你抬頭挺胸、脊椎端正，即使已經 60 歲，看來都會比彎腰駝背的 30 歲男女更年輕。

姿勢與身體健康息息相關

　　人體許多臟器都掛在脊椎的兩側，若常用不正確的姿勢去改變它的曲度，甚至導致變形，不僅可能造成腰痠背痛與下肢的各種問題，還會擠壓到各臟器原本應有的空間，影響臟腑功能，產生疾病

或體內廢物的堆積。脊椎就像房子的骨架，是身體最重要的支撐；而骨盆就像身體的地基，地基必須要夠穩，才能讓身體活動維持平衡穩固。

國人常有腰痠背痛的問題，膝關節退化也很嚴重，其實就是長期以來站立和走路姿勢不對所累積下來的。若能保持脊椎端正，除了能避免或改善腰背與下肢疼痛，位於脊椎上的督脈也會暢通，並帶動前身的任脈，使任督二脈的氣血循環旺盛，呼吸、循環、消化、免疫等系統的機能也隨之增強。

中華傳統文化自古就非常重視行、住、坐、臥的姿勢，是有道理的。姿勢不正確，等於行、住、坐、臥都在增加身體的負擔、阻礙氣血的流動。時時維持正確姿勢，則是行、住、坐、臥都在促進身體的健康。前者對身體是減分，後者對身體是加分。

時時刻刻維持良好的姿勢，或許不是件容易的事，因為習性是最難對抗的。但我始終相信：想做的事永遠有方法，不想做的事永遠有藉口。為了身體的健康，我總是盡量想方法，不去想藉口。但也不要太苛責自己，慢慢練習、循序漸進，心裡想著：這麼做等於是時時刻刻都在讓自己變得更健康、美麗，就會覺得時時都充滿生機與活力，何樂而不為呢？

**想看得
更清楚**　請掃描 QR Code 觀看「正確的姿勢」示範影片。
https://lihi1.com/up2SX

保持良好姿勢的祕訣

1　正確的站姿

　　許多人或許很難相信，光是訓練正確的站姿，我就練了將近 10 年，至今仍在學習中。正確站姿本身並不難，困難的是克服身體慣性。每次演講分享健康養生觀念的時候，我若是站著，總會問在場的觀眾：「我現在正在偷偷的練養生，大家知道我在做什麼嗎？」答案就是保持正確的站姿。我也總是請觀眾幫忙監督，因為即使已對站姿保持相當高的自覺，但透過鏡子或照片、影片，仍不時發現自己又駝背了，可見人的慣性有多難克服。

　　站姿就好比練武的基本功「站樁」，是最簡單也最困難的訓練，因此千萬別小看維持良好站姿這件事。正確的站姿，其實就是我們小時候學習的「立正」。首先，把脊柱挺直，肩膀往後放鬆，胸口往前挺，微收下頷，脖子放鬆，頭微微往上頂，好像上方有條繩子在拉著你，也就是太極拳基本要領中的「虛靈頂勁」。接著是縮腹、夾臀，夾臀時要把尾椎往內收，即太極拳的另一要點「尾閭中正」。

　　太極拳是華人的智慧結晶，是根據身體經絡設計的一套拳法，已有許多研究證實，練太極拳可同時運動到肢體與內臟，有助於維持內臟的年輕。因此若能在站立時遵守太極拳的原則，即保持「虛靈頂勁」、「尾閭中正」，再加上「沉肩垂肘」，最好還要能「氣

沉丹田」，用這樣的站姿，不僅身體能得到支撐、經絡能暢通，臟腑也不會受到擠壓。

站姿重點 1：虛靈頂勁

主要目的是鍛鍊頸椎。大腦雖然大約只占人體體重的 2%，卻會消耗全身 20% 的能量，因此需要很多氣血來維持它的正常運作。若頸椎不正，氣血就會淤塞於頸部，無法順利上行至大腦，自然影響大腦思考的清晰與敏銳度。但要留意頭只要微微上頂，下巴別跟著抬高，那樣也會壓迫到頸椎。以前模特兒常練習頭頂著書走路，目的和練虛靈頂勁是同樣的。

站姿重點 2：沉肩垂肘

站立時需往前挺的，是兩乳中間、即膻中穴位置的那塊肌肉，不是肩膀。肩膀一定要往後放鬆，才不會肩頸痠痛和駝背，兩手自然下垂，這就是「沉肩垂肘」。

站姿重點 3：尾閭中正

即縮腹夾臀，夾臀時要提肛、把尾椎往內收，同時尾椎根部向下捲，不僅能鍛鍊核心肌群，還能與用「虛靈頂勁」所拉直的頸椎、腰椎相呼應，使整個脊椎都拉直，有助於腦脊髓液的流動順暢快速，使腦與脊髓能得到較多腦脊髓液的滋養，廢物也較容易被帶走。

　　要做到並隨時維持虛靈頂勁、沉肩垂肘、尾閭中正的站姿並不容易，所以要天天練習，並時時刻刻提醒自己。我試過很多方法，例如，多做「三貼」動作，背靠牆壁，腳跟、屁股、後腦三點都貼住牆壁，持續三貼，就可以自然挺立。不過腰與牆壁之間要離四橫指寬，這樣就代表骨盆沒有前傾或後傾（見圖 18）。

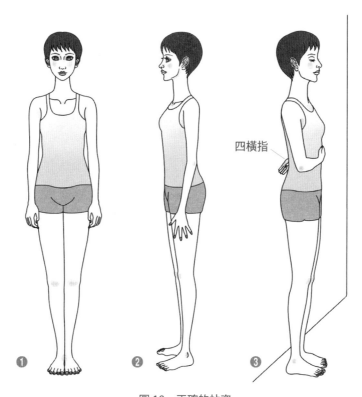

四橫指

圖 18　正確的站姿

| 想看得
更清楚 | 請掃描 QR Code 觀看「正確的站姿」示範影片。
https://lihi1.com/0Bh7O | |

　　我常利用入浴前做這個動作，可惜動作單調，很難持久。這時就很羨慕一位朋友，她小時候常被當軍人的父親罰站，一定要立正站好，久而久之，就養成「三挺、三縮」的好習慣，那就是「挺頭縮下巴、挺胸縮小腹、挺腰縮屁股」，因此從沒看過她彎腰駝背，加上一頭飄逸的長髮，看起來永遠青春洋溢。

　　我也常利用口訣來提醒自己，如「夾臀、縮腹、胸前、肩後、脖子長」，通常夾臀提肛，自然就會縮腹，然後再調整胸部、肩膀和脖子，方便時時檢查矯正姿勢。所以只要站立時，我就會默唸口訣、不斷練習，逐漸形成「肌肉記憶」。

　　為了方便記憶，又把這個口訣簡化成「後收上提」，就是把縮腹夾臀和收肩胛骨簡化為「後收」，把挺胸、肩膀自然伸展和頭往上頂，簡化為「上提」。等公車、等捷運、等人、在車上必須站立時，都可以練習。經常練習，時時自我提醒，自覺敏感度就會隨之提高。

　　「後收上提」又以後收最重要。「後收」就是時時刻刻縮腹夾臀並後收肩胛骨，腰部是人體最脆弱的部位，因為這裡比起其他部位，較缺乏內臟及骨骼支撐，養成隨時縮腹、收肩胛骨的習慣，背會自然打直、腰部撐起、臀部也結實多了，達到輕鬆矯正姿勢的目的，不僅能避免腰痠背痛、脊椎受傷，還能維持美好的身材與儀態。

　　因為常常縮腹夾臀，腹部與臀部的肌肉就不易鬆弛，臀部兩側也就不會生出所謂的馬鞍肉，就像隨時穿了「體內緊身衣」，比起外面買的塑身衣，既省錢，效果又持久。前國民黨副主席林澄枝曾

告訴我，她就是用這一招保持良好身材，到 70 歲依然身材苗條，還能穿得下年輕時標準尺碼的衣服。

開始認真注意自己的姿勢之後，我還發現，只要保持正確姿勢，就是隨時隨地在訓練核心肌群與下半身肌肉，同時促進血液循環，等於是行立坐臥都在運動，對沒時間運動的人來說，真是一舉數得。

近年來鍛鍊核心肌群成為很多人運動的目標。核心肌群就是負責保護脊椎的肌肉群，從橫膈膜以下，環繞著腰、腹、軀幹中心到骨盆底之間的一段肌群構造，由深層與淺層不同部位的肌肉組成，例如腹肌、背肌、臀肌、大腿肌，而訓練核心肌群最簡單有效的方法是隨時隨地抬頭挺胸、縮腹夾臀。當站姿正確了，就能訓練脊椎周圍的耐久肌，讓肌肉幫忙脊椎撐起體重，減少體重對腰椎的壓迫。如此一來就能站得更久，不易腰痠，還可以為坐姿和步行姿勢打下正確基礎。

許多上班族覺得應該運動，即使下班後身體很疲累，依舊努力強迫自己到健身房運動，但又容易因三天打魚、兩天曬網而產生挫折感。其實，若能時時刻刻留意自己的站姿、坐姿、步態，加上在上、下班途中提前一段距離下車，利用 30～40 分鐘的時間快走，對身體或許更好。加上因不需另外花時間，反而比上健身房更容易持續，長久堅持下來你一定會發現效果很好，還能避免在身體疲憊時運動，耗費太多體力，導致產生過多自由基，或是運動過量造成運動傷害或肌肉流失。

2　正確的走姿

　　我之所以開始留意自己的走路姿勢，是因為某天我的造型師突然問：「為什麼走路看起來那麼沉重？」我才意識到，原來是因為我平常都習慣拖著腳走路，再加上駝背，腰、腹、臀肌肉鬆軟，怪不得整個人都往下沉，散發出一種沉重感！後來我仔細觀察發現，走路姿勢正確的人真的很少，大多數人不是跟我一樣彎腰駝背、甚至凸著小腹走路，要不就是因為腳步匆忙而習慣上半身往前、臀部在後的走路。

　　很多專家都說「走路是最好的運動」，鼓勵大家「多走路沒事，沒事多走路」，但錯誤的走路姿勢，除了讓人走不了多久就感到疲累，而且施力不當或用錯肌肉，除了會讓大腿和小腿更粗壯，還可能導致骨盆歪斜、屁股變寬，有些人甚至走出讓人痛不欲生的足底筋膜炎。走路姿勢不良的人，站姿與坐姿也可能不太正確，那就等於在醒著的 16 個小時，身體姿勢都是不對的，當然不會健康，甚至導致全身痠痛。

　　正確的走路姿勢是以正確的站姿為基礎。首先要抬頭挺胸、下巴微收，雙肩自然展開，重心平均分布在左右兩腳，以整個腳底板確實站好。接著可以透過幾個步驟，檢查自己有沒有走對。

走姿重點 1：腳跟先落地

　　腳跟先落地，然後通過足弓到腳掌，最後由大拇趾用力蹬起腳

尖送出下一步，整個腳掌就像輪胎一樣向前滾動。

　　這一點非常重要，學會了，走路會非常輕鬆。因為人類腳底有一條粗厚的足底筋膜，透過它來回伸縮產生的「絞盤機制」，就能自然帶動身體產生向前的動力。不過想要啟動絞盤機制，必須透過腳跟往前到腳掌，再到腳尖的出力方式，這時要注意腳尖不要向內或向外，而是筆直朝向前方。

　　如果腳尖沒有確實朝前，而是呈現內八或外八的樣子，會對膝蓋和髖關節造成負擔，引發疼痛。而腳掌沒有確實著地再向前到腳趾，足底筋膜會因此緊繃，長期保持這種狀態，就容易造成足底筋膜炎。常穿高跟鞋或缺乏運動的人容易養成腳尖著地的習慣，我就是其中之一，也花了好多時間才矯正過來。

走姿重點 2：要有意識的夾緊臀部

　　走路的推進力量應該來自屁股和大腿後側肌肉的力量，這樣就可以毫不費力的抬起大腿往前走，而且可以藉著腰部和脊椎產生的旋轉動作，帶動關節連動，分散身體的壓力，走起路來更輕鬆。但是久坐的人因為大腿前側的筋比較緊，會讓屁股和大腿後側肌肉的力量使不出來，所以平常要練習放鬆股四頭肌和髂腰肌，走路時更要用力夾緊臀部施力。我有一天無意間用這樣的方式走路，發現速度變快了，也比較不累了，後來查資料發現這才是正確的走路方法，真是得來全不費工夫。

走姿重點 3：微縮小腹，穩住身體核心

身體不要前傾，也不要後傾，這樣不僅能減輕脊椎壓力和下肢疲勞程度，也能減少對髖關節和膝關節的傷害。

走姿重點 4：雙手自然擺動

這擺動是來自於用對屁股和大腿後側的推進力量，會帶動腰椎和脊椎出現旋轉，帶動胸椎和肩膀，雙臂自然出現擺動，所以當發現自己雙臂沒有自然擺動的時候，就可以檢查前面的步驟是否沒有做正確。

走姿重點 5：臉朝前，視線往前平視

走路時，視線也很重要。臉朝前，往前平視，看著前進的方向走，頭頸姿勢自然就正確。很多人喜歡視線往下看著路（我的壞習慣之一），甚至走路還盯著手機。視線一往下，很容易連帶頭、頸、腰、背都往下彎，臀部、腹部隨之鬆弛，重心就往下移，腳變得沉重，很容易疲累，看起來也暮氣沉沉。

以上五項走姿重點，請見下頁圖 19。

我是學會正確走路姿勢以後，才發現原來走路要出這麼多力氣。因為以前從來沒有用對姿勢和力氣走路，核心不穩，就像鬆鬆的布袋或麵糰，加上軟筋體質，筋比較鬆，肌力也不足，因此常常扭到、

絆倒或摔跤，由於次數太多，讓我下定決心找出癥結，才發現自己真的不會走路。

　　我用對姿勢、力量和方法後，慢慢發現走路愈來愈輕鬆，以前我走路常常落後先生很長一段路，現在已經能與他並駕齊驅，而且姿勢端正，走路就真的變成運動，還可以雕塑身材，一舉好幾得。

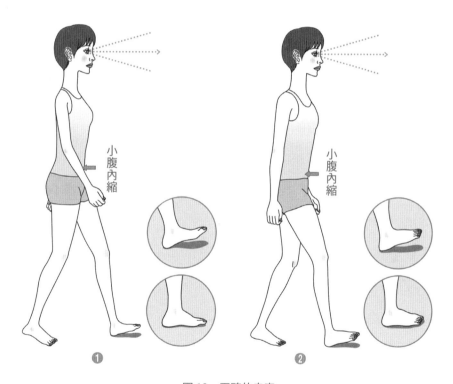

圖 19　正確的走姿

| 想看得
更清楚 | 請掃描 QR Code 觀看「正確的走姿」示範影片。
https://lihi1.com/MbkHH | |

　　記得當年聽 70 幾歲的莊淑旂醫師講養生，她特別注重姿勢。大概有感於我姿勢不正確，又不知如何用言語表達，有一次她特別示範走路，要我摸她的大腿，我發現她的大腿比我的還結實，原來她是藉此示範走路時腹部、臀部與大腿要多麼用力，鍛鍊這些部位的肌肉，可惜我當時懵懵懂懂，這麼多年後才領悟。

　　但要特別注意，走路時肩膀必須放鬆，收緊後肩胛骨，也就是微微夾背。這有點像打太極拳的要領「上虛下實」，以這樣的方式走路，能讓肌肉不易鬆弛，長保美好身材，同時給人精神飽滿的形象。雖然身體在用力，但看起來卻是輕盈的。

　　正確的步態與正確的站姿一樣，都必須天天練習，從中去體會、覺察自己的姿勢哪裡不正確，養成正確習慣後，儀態自然就會優雅，而且全身輕鬆，蹲、走、跑、跳都沒問題，這才能讓你擁有「真正自由、自主的人生」。

3　正確的坐姿

　　相對於站立與走路，坐是較不費力的姿勢，也因此，我們會很自然的採取最放鬆、「舒適」的坐法，以為這樣可以鬆弛身心，減少身體負擔，但那些舒服的坐姿其實對脊椎有非常大的傷害。

　　中醫主張久坐傷脾，主要是「脾主肌肉」，長時間久坐，血液流動就會停滯，新陳代謝變慢，氣血運行不良，長時間下來導致虛胖，尤其肚子與屁股、大腿等部位，最易產生脂肪贅肉。而不正確

的坐姿會讓情況更嚴重，腰痠背痛是其次，主要是可能造成椎間軟骨萎縮、變扁，腰椎老化，甚至椎間盤突出。

根據消費者研究顧問公司「東方線上」的調查，上班族每天平均「坐」在辦公室 6.5 小時，甚至將近 30% 的人高達 9.3 小時。30% 的上班族表示常常感到腰痠背痛，20% 出現脊椎問題，15% 有肩頸痠痛／僵硬的狀況。不過有近 80% 的久坐族群將身體不適的原因歸咎於缺少運動，完全忽略要從「坐好」開始，善待脊椎，才能減少腰痠背痛、肩頸痠痛的情形。

我也是在撰寫這本書的過程中，長期每天坐在電腦前一寫好幾個小時，甚至從早到晚都坐著，才深切體會錯誤的坐姿會讓身體多麼不舒服，進而找出真正善待自己的正確坐姿。

最讓身體受不了的錯誤坐姿有以下三種：

錯誤坐姿 1：彎腰駝背

這是許多長時間使用電腦的人最常出現的姿勢，還經常伴隨著仰頭、下巴往前伸，不僅脊椎關節飽受壓迫，頭部的重量也全壓在頸椎關節上，長久下來，就會引發頭痛、肩頸痠痛、腰痠背痛、頸椎長骨刺、背部與頸肩筋膜發炎，甚至心、肺與胃等器官出問題。

錯誤坐姿 2：半躺半坐

這就是我們稱為「沙發馬鈴薯」（Couch Potato）的坐姿。多數

人在家裡都喜歡這樣癱在沙發上看電視或是手機，因為覺得這樣最「舒服」，殊不知這樣的姿勢可能會壓迫到尾骨神經，導致尾骨受傷疼痛。同時，原本 S 型的脊椎彎成 C 字形，讓腰椎承受龐大壓力，自然容易腰痠背痛，甚至可能造成椎間盤突出。我個人覺得這是對人體傷害最大的坐姿。

錯誤坐姿 3：翹二郎腿

過去我也很喜歡翹二郎腿，尤其主持電視節目或座談會時，這樣的坐姿看起來很優雅，還能拉長腿部線條。後來主持「健康 2.0」才知道，翹二郎腿會使髖關節扭曲，造成骨盆歪斜，而且翹腳時，人會不自覺的把身體往後靠或往前彎，這會造成頸部、背部、腰部及臀部的疼痛與不適。

長期單側肌肉緊繃，也會造成脊椎側彎。

此外，還可能引起坐骨神經損傷、靜脈曲張、退化性關節炎等數不清的問題。

因此我即知即行，每次一習慣性的想翹二郎腿，就有意識的放下，改為雙腿併攏，向左或向右交互斜放，很快就完全改掉這個壞習慣，以前腰痠背痛的毛病也完全消失。

如何知道自己「坐」對了沒？

可以透過以下步驟檢查或糾正：

坐姿重點 1：要坐在坐骨、而非尾骨上

這點超級重要。坐骨在人體骨盆最下端，之所以叫坐骨，就是因為它原本就是我們在坐姿中，負責把重力向下傳遞的部位。當我們正確坐在坐骨上的時候，就保持了脊柱腰椎段的中立，避免了腰椎段承擔張力。

有個簡單的檢查方法，用雙手捧著臀部，直直的坐到椅子上，坐下去時只能壓到手指的尾端，如此才是坐在坐骨上。也可以在坐好時，上半身略前彎，把屁股的肉肉拉出來，就更能確實坐在坐骨上。其實我發現只要坐對，你就能坐比較久而不會腰痠背疼。

坐姿重點 2：體前支撐

我們可以透過把手肘放在桌面上或座椅臂上，施加支撐力，來降低胸椎段承擔的張力。上半身的姿勢和正確站姿一樣，背打直、肩膀放鬆、肩胛骨後收、收下巴、頭微微往上頂。

很多人為了更靠近電腦螢幕，會不自覺的把頭往前送，形成伸脖子的體態，這樣就會增加頸椎的壓力。可以用收下巴的方式低頭，並且把頭部和胸腔一起往前送，由於收下巴的動作用的是寰枕關節，所以不會對頸椎造成壓力。

坐姿重點 3：放鬆肩膀

現代人因為工作或生活壓力，常會不自覺的聳肩或縮肩，造成

肩頸僵硬痠痛，只好去按摩甚至復健來緩解，其實不論站或坐，只要隨時注意放鬆肩膀就能避免。我還有個有趣的發現，放鬆肩膀會讓拍照時看起來比較美麗，下次拍照時不妨試試看！

坐姿重點 4：雙腳併攏平放在地

每個人適合的座椅高度都不同，最舒服的高度是讓髖關節、膝關節和腳踝，都可以自然成 90 度。

以上四項坐姿重點，請見圖 20。

講求節奏與效率的現代人，可能覺得要保持這樣正確的坐姿很

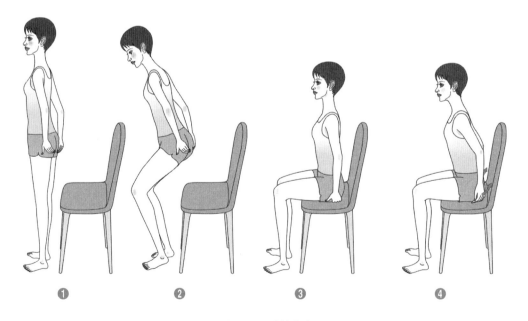

❶　　　　❷　　　　❸　　　　❹

圖 20　正確的坐姿

麻煩，但是當你坐姿正確，就會發現身體的力量自然放在坐骨上，身心會很自然的感到輕鬆、不容易疲累，讓你做事更有效率。

日本東京大學專研腦部保健的藥學系教授池谷裕二指出，**姿勢是培養專注力的關鍵**，坐姿不良會導致肺部無法伸展，導致呼吸較淺，身體無法獲得充足的氧氣，隨之而來會出現血液循環不良、注意力無法集中、工作效率變差的情況。美國印第安納大學（Indiana University）的研究證實，長時間維持駝背的坐姿，不只影響專注力，還會造成自信心低落，還有記憶力和空間認知能力衰退。

此外，坐得端正還有兩大好處，一是小腹比較不會凸出，二是因任督二脈成一直線，能讓你吸到比較多空氣。把坐姿不良與坐姿端正的壞處與好處兩相對照，如何選擇應該是不言而喻了。

想看得　請掃描 QR Code 觀看「正確的坐姿」示範影片。
更清楚　https://lihi1.com/jQYzf

9:00
上班時間

- 別讓久坐傷害你
  - 經絡操
  - 會議操

　　你也是這樣嗎？一大早到辦公室坐下；中午出去吃個飯，回來繼續坐下；下班後，回到家中，癱在沙發上，開始滑手機、打電動、看電視、追劇，直到上床睡覺。

久坐＝早死＋找死

　　根據統計，許多人平均一天花 9.3 小時坐著，比一天平均睡覺時間 7.7 小時還多。你或許覺得這沒什麼，但許多研究證明，久坐對身體的傷害極大，可能會增加罹患心臟病、中風、糖尿病及代謝症候群等非傳染性疾病的風險，對骨骼造成傷害，或發生肌肉退化、血液循環不良、思考遲鈍等狀況。世界衛生組織已將久坐列為十大致死致病元凶之一，指出全球每年有超過 320 萬人因久坐死亡。

　　到底坐多久算久坐呢？根據世界衛生組織的定義，久坐是指在清醒狀態下長時間坐著、斜躺著或者躺著的低能量消耗行為。我國衛福部的定義是採坐姿連續 6 小時以上，美國糖尿病學會（American Diabetes Association, ADA）發布的 2016 版指南明確指出應避免久坐超過 90 分鐘。

　　更值得注意的是澳洲研究調查發現，即使每天都固定運動，久坐對身體的傷害仍會增加死亡的風險。舉凡肥胖、骨盆問題、骨質疏鬆、下肢靜脈血栓、肺栓塞、中風、發炎反應、消化性潰瘍與其他消化系統疾病、焦慮與憂鬱、糖尿病、心臟病、腎臟病，甚至癌

症等重大慢性疾病，幾乎有 70% 的疾病都是久坐所引起。

別讓久坐傷害你

　　要避免久坐帶來的風險，唯一的方法就是保持正確的坐姿，並經常活動身體。每隔 30 分鐘，就動一動身體，改變與放鬆一下身體持續受壓迫的部位，血液循環才不會受影響。若時間與空間允許，最好能站起來做點伸展或促進血液循環的運動，例如甩手就是個快速補充氣血的好方法。

　　我也是經常整天坐著上班、開會或寫作的人，為了「不死於久坐」，我有些私房訣竅，可以跟大家分享。

經絡操

　　我通常都是早上起床後立刻做這套經絡操，若早上沒時間做，便利用上班空檔的休息時間做。

　　透過每天拍打全身經絡，可以活化身體與五臟六腑的聯繫，維持正常的生理功能，還能促進循環、增加代謝。

　　尤其經絡操的動作不大又簡單，不限時間、不挑場地，只要 10 分鐘，一次做不完還可以分段做，特別適合久坐的上班族，在長久

保持相同姿勢後，藉助拍打痠痛部位，來緩解肌肉僵硬，解除疲勞。除了穿高跟鞋不適合，穿平底鞋、穿襪子、光腳都可以做，做完立刻感到全身氣血暢通、充滿活力。

　　經絡操是透過敲打或揉捏全身穴道或經絡，來達到刺激經絡與氣血循環的功效，每一處要敲打、揉捏幾下，可以自己決定，較痠痛的地方不妨多做幾下。速度不要太快、也不用很慢；力道要適中，不要太輕、也不要太重。後文列出的是我習慣做的次數，供大家參考，你可以隨自己的需要增減。順序與做法如下：

1 百會穴

　　從兩邊耳尖到頭頂畫一直線，再從鼻梁往頭頂畫一直線，兩線的交叉點就是百會穴的位置（見下頁圖 21）。百會穴屬督脈，是諸陽匯聚之處，也就是所有陽氣匯集的地方。

　　中醫特別重視陽氣，《黃帝內經》說「陽化氣，陰成形」，是指陰形成人的身體，陽則是人體具有的能量。《黃帝內經·素問》裡說：「陽者衛外而為固也」，就是指陽氣是人體抵禦外邪的能力。人的一生其實就是一個陽氣衰減的過程，所以護衛陽氣，減少陽氣的流失非常重要。

功效

　　具有提升陽氣、調整自律神經、提神醒腦、消除疲勞、延緩記

憶力衰退的作用。百會穴前後左右各 1 寸的地方還有四個神聰穴（四神聰穴；見圖 21），可以順帶敲一敲，有助改善失眠、健忘，有利耳聰目明。

步驟

1　雙手四指指尖互觸置於頭頂。

2　中指對準百會穴，用指腹敲 36 下（見圖 22）。

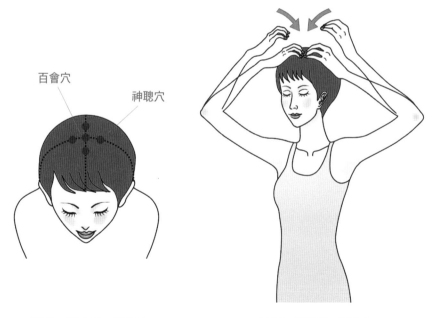

圖 21　百會穴、神聰穴　　　　圖 22　經絡操・百會穴

想看得更清楚　│　請掃描 QR Code 觀看「經絡操・百會穴」示範影片。
　　　　　　　　https://lihi1.com/jFksL

2 膻中穴

　　膻中穴位於兩個乳頭連線的中點，屬任脈，是心包經諸脈匯集之處，也是足太陰、足少陰、手太陰、手少陰四經相會之穴（見下頁圖 23）。

功效

　　膻中穴是心包經的一個大穴。古書有云心包經是代心受邪，意即能保護整個心臟，調整心血管和血液循環。刺激、捶打膻中穴，有補氣、活血、通絡、開胸的效果，能寬胸理氣、調節心肺，緩解神經系統的壓力，並提升免疫系統功能。

步驟

1　右手握空拳。
2　用彎曲指節處敲打膻中穴 36 下（見下頁圖 24）。

3 勞宮穴、少府穴

　　雙手握拳屈指，中指指尖對應的掌心中央位置，就是勞宮穴，屬心包經。而少府穴在手掌第四、五掌骨之間，也就是握拳時小指尖對應的位置，屬心經（見頁 182 圖 25）。

想看得更清楚　｜　請掃描 QR Code 觀看「經絡操・膻中穴」示範影片。
https://lihi1.com/friBp

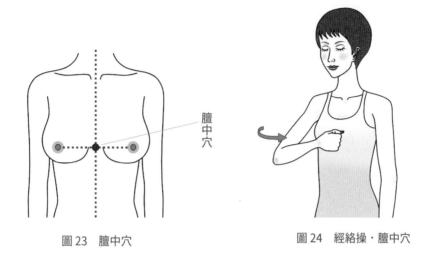

圖 23　膻中穴　　　　　　圖 24　經絡操・膻中穴

功效

　　勞宮穴自古以來就是醫家治療神志與心病的特效穴，舉凡失眠、抑鬱、心煩、神經衰弱等困擾，經常點按勞宮穴都能幫上忙。刺激勞宮穴，可以強化心包經，有助清心熱、瀉肝火，安撫焦急、浮躁的情緒，讓思維恢復清晰。同時，勞宮穴位於手掌的胃腸反射區，有便祕困擾的人，每日上午 7 點，人體氣血循行正從大腸經轉至胃經，此時按摩勞宮穴 2 分鐘，可促進腸胃蠕動，緩解便祕困擾。

　　午後輕按勞宮穴 2 分鐘，可舒緩心臟疲勞，還可以提神醒腦，擺脫昏昏欲睡的狀態。臨睡前可將雙手勞宮穴互相摩擦，促進睡眠。古裝劇中常見某些角色手握 2 顆核桃或圓球在掌心打轉，正是用這個動作來刺激勞宮穴，養身健體。

　　少府穴屬手少陰心經，心經氣血在此聚集。經常揉按少府穴可

發散心火，促進全身血液循環，預防心血管方面的疾病，例如心悸、胸痛、胸悶、心律不整的問題。

　　按摩少府穴，對於心火旺盛引起的失眠、口臭、痘痘等問題也有良好的改善效果。心臟最佳排毒時間是上午 11 點至下午 1 點，這個時段是按摩少府穴的最佳時機。

步驟

1　右手握空拳。

2　用彎曲的掌指關節形成的凸起，敲打左手勞宮穴和少府穴 36 下（見圖 26）。勞宮穴和少府穴在同一水平線上，所以可同時敲打到。

3　換左手握空拳。

4　用彎曲的掌指關節形成的凸起，敲打右手勞宮穴和少府穴 36 下。

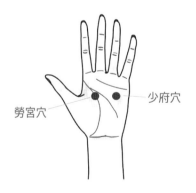

圖 25　勞宮穴、少府穴

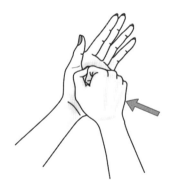

圖 26　經絡操・勞宮穴、少府穴

想看得更清楚　請掃描 QR Code 觀看「經絡操・勞宮穴、少府穴」示範影片。
https://lihi1.com/9E3Zl

4 太淵穴、大陵穴、神門穴

　　手腕內側有太淵、大陵、神門三個穴道，也是手部三條陰經肺經、心經及心包經通過之處（見下頁圖 27）。

功效

　　太淵穴位於手腕內側橫紋上，靠近大拇指側，按壓脈搏的凹陷處，屬手太陰肺經，簡稱為肺經。平時身體虛弱、容易感冒的人，按壓太淵穴能強化抵抗力，可緩解感冒初期的咳嗽、咽喉腫痛、頭痛，對於支氣管炎、鼻炎、手腕或手肘痠痛也有良好的舒緩效果。

　　大陵穴在手掌橫紋正中間凹陷處，也是心包經穴位。按壓大陵穴可緩解心悸、心煩、胃痛、嘔吐、胃炎、去除心火和胃火引起的口臭，改善做噩夢、失眠、手指麻、胸脅痛、腕關節疼痛。

　　神門穴掌心朝向自己時，在小指向下延伸、手腕關節的橫紋處，有個骨頭之間的凹陷處就是神門穴，屬手少陰心經。按壓神門穴可滋陰降火、養心安神、平衡自律神經、緩解心神不寧和焦慮、失眠等神志病，若有暈車、眩暈、胃食道逆流和更年期不適等問題，也可以試試按壓神門穴，具有一定程度的緩解效果。

　　由於此三穴都在手腕第一橫紋處（見下頁圖 27），所以可以同時敲擊到三個穴位，同時敲擊太淵穴、大陵穴或神門穴，搭配手腕上下擺動，能夠減緩五十肩的肩部疼痛、活動僵硬的滑鼠手。

<u>步驟</u>

1 雙手手掌朝上，手掌相對。

2 雙手手腕橫紋處互敲 36 下（見圖 28）。

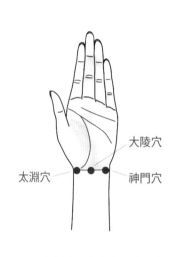

圖 27　太淵穴、大陵穴、神門穴

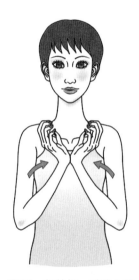

圖 28　經絡操．手腕內側

5 陽谿穴、陽池穴、陽谷穴

　　手腕外側有陽谿、陽池、陽谷三個穴道，也是手部三條陽經大腸經、小腸經及三焦經通過之處（見下頁圖 29）。

<u>功效</u>

　　這三個穴道都位在手背上，將手掌向上翹，手腕皮膚皺摺的地

想看得 更清楚	請掃描 QR Code 觀看「經絡操．手腕內側．太淵穴、大陵穴、 神門穴」示範影片。https://lihi1.com/uACH7	

方，對應拇指延伸的位置是陽谿穴（大腸經），對應小指延伸的位置是陽谷穴（小腸經），中指與無名指掌骨間延伸至手腕凹陷處則是陽池穴（三焦經）。

這三個帶有陽字的穴位，是保護人體陽氣的重要穴位，具有消腫止痛、清熱祛風、通經活絡、舒利關節的功效，也是臨床治療腕關節痛的常用經穴。現代研究證實，刺激這三個穴位，還可以增強抵抗力，具有抗炎解熱的作用。

步驟

1 雙手握空拳。

2 雙手互相敲打手腕外側部位 36 下（見圖 30）。

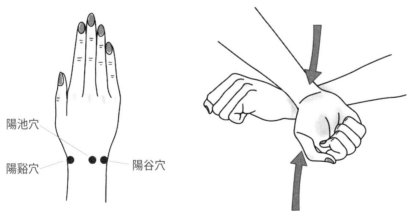

圖 29　陽谿穴、陽池穴、陽谷穴　　　　圖 30　經絡操・手腕外側

想看得更清楚　請掃描 QR Code 觀看「經絡操・手腕外側・陽谿穴、陽池穴、陽谷穴」示範影片。https://lihi1.com/16BnK

6 商陽穴、二間穴、三間穴、合谷穴

　　食指側邊有商陽、二間、三間、合谷四個穴道，屬手陽明大腸經（見下頁圖 31）。

功效

　　大腸經在十二經絡當中，是非常重要的一條經脈。俗話說，「腸道一通全身輕鬆」，如果大腸經不通，可能會造成牙齒疼痛、頸部腫脹、或便祕等症狀，可以透過敲打這四個穴道，來疏通大腸經。

　　這四個穴道中，大家最熟悉的應該是合谷穴，位於拇指與食指往手背延伸的第一掌骨和第二掌骨中間點的凹陷處，也就是俗稱虎口的地方。合谷穴是大腸經的原穴，是臟腑原氣輸注、經過和留止的地方。大腸經運行由食指通過手臂到臉部、繞過唇，臉部和口部的病症，多用合谷穴來解決，所以經絡口訣說「面口合谷收」。常按合谷穴還具有通經活絡、行氣止痛的功效。

步驟

1　雙手前伸，手肘微屈，掌心向下。
2　雙手食指指側平面互相敲打 36 下（見下頁圖 32）。

| 想看得
更清楚 | 請掃描 QR Code 觀看「經絡操・食指側邊・商陽穴、二間穴、三間穴、合谷穴」示範影片。https://lihi1.com/ZMZZZ |

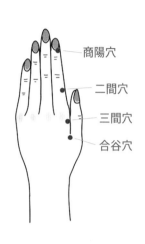

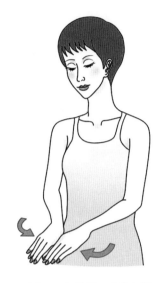

圖 31　商陽穴、二間穴、三間穴、合谷穴　　圖 32　經絡操・食指側邊

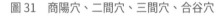

7 少澤穴、前谷穴、後溪穴、腕骨穴

小指指側有少澤、前谷、後溪、腕骨四個穴道，屬手太陽小腸經（見下頁圖 33）。

功效

小腸經顧名思義與食物消化及營養吸收相關，小腸經絡不通，會有消化不良、頭暈、頭痛、耳鳴等現象，空閒時多敲打，可以舒筋活絡，保持小腸經的暢通。每天久坐打電腦的人，常會感覺肩頸僵硬、肩背痠痛，甚至頸椎出問題，每個小時雙手握拳，將位於小指下方掌橫紋盡頭突起處的後溪穴放在桌沿上來回滾動 3 分鐘（見下頁圖 35），可以改善長期伏案對頸椎的不良影響，也可以改善視力。

步驟

1 雙手前伸，手肘微屈，掌心向上。

2 雙手小指指側平面互相敲打 36 下（見圖 34）。

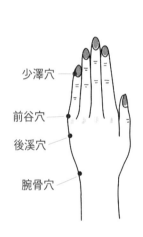

圖 33　少澤穴、前谷穴、後溪穴、腕骨穴

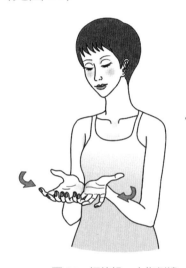

圖 34　經絡操・小指側邊

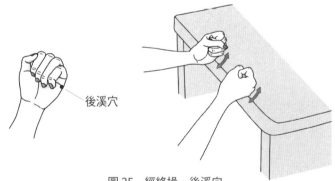

圖 35　經絡操・後溪穴

| 想看得更清楚 | 請掃描 QR Code 觀看「經絡操・小指側邊・少澤穴、前谷穴、後溪穴、腕骨穴」示範影片。https://lihi1.com/Mb34K |

8 中府穴

中府穴在左、右胸窩上各有一處，將右手食指、中指、無名指三指併攏，放在左胸窩上、鎖骨外端下，中指指腹所在之處，就是中府穴（見下頁圖 36）；反之以左手放右胸窩也可找到另一個中府穴。此穴屬肺經，也是人體淋巴聚集處之一，由於血液循環不容易抵達，便成了氣血容易淤積之處。

功效

中府穴屬肺經，輕敲或揉按可強化呼吸系統，調理肺氣，養陰清熱，緩解咳嗽、氣喘、胸悶、胸痛，並能加強淋巴及氣血循環，減少感冒病毒藏匿積聚，對防治乳癌也有功效。由於此處肌肉比較薄，敲打或按壓不宜過度用力。

步驟

1 右手握空拳，用彎曲指節處輕敲左中府穴 36 下（見下頁圖 37）。
2 左手握空拳，用彎曲指節處輕敲右中府穴 36 下。

9 手臂內、外側穴道

左、右手臂外側各有三條陽經經過，涵蓋手部三十九個穴位，其中常用的穴道有三十一個；內側有三條陰經經過，涵蓋手部二十六個穴位。

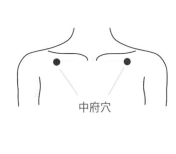

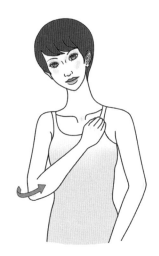

圖 36　中府穴　　　　　　　　　　圖 37　經絡操・中府穴

功效

手臂內側有三條陰經，根據中醫古書《靈樞・逆順肥瘦》記載：「手之三陰、從胸走手。」所以，拍打時要由胸部開始，經過肩膀前，順上臂內側、肘窩、前臂內側、手掌，最後到指尖。拍打手三陰經有緩解胸悶、呼吸不暢、咳嗽、氣鬱等作用。尤其肘窩，有尺澤穴（屬肺經）和曲澤穴（屬心包經），平常多拍打，可保健心肺功能，預防心肌梗塞。每天起床即活化肺經，會讓你氧氣充滿，活力充沛。

手臂外側有三條陽經，根據《靈樞・逆順肥瘦》記載：「手之三陽，從手走頭。」所以，拍打時由手指頭的背部開始，向上經過

想看得更清楚　　請掃描 QR Code 觀看「經絡操・中府穴」示範影片。
https://lihi1.com/36T9t

手背、手腕、前臂外側、上臂外側、肩膀及肩膀後面。拍打手三陽
經有強健臟腑，散外邪的作用，可緩解外邪入侵（例如風寒暑溼）
引起的頭痛、肩痛、頸椎痛等。每天一早拍打活化大腸經，有助釋
放體內濁氣，開始全新的一天。

步驟

1　右手掌微呈杯狀（空心掌）從上而下拍打左手臂內側，再由下而
　　上拍打左手臂外側，來回共 3 次（見圖 38）。

2　用左手掌以同樣方式拍打右手臂內、外側，同樣來回拍打 3 次。

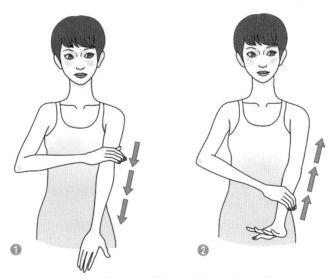

圖 38　經絡操・手臂內、外側穴道

想看得
更清楚　　請掃描 QR Code 觀看「經絡操・手臂內、外側穴道」示範影片。
https://lihi1.com/Wd7Lq

10 極泉穴

極泉穴位於腋窩頂點，腋動脈搏動處，身體左右側各一個（見下頁圖 39）。此穴屬心經，也是人體淋巴聚集、氣血容易堵塞之處。

功效

極泉穴是心經的起點，位於心經最高處，亦即氣血由深往淺、由內往外處，所以按摩極泉穴，就相當於按摩心臟，可以增強心臟供血功能。

對於心肌梗塞、心臟缺氧、心絞痛等，按壓極泉穴有急救與保健的功效，重度按摩用於急救，輕度按摩用於保健。平常敲打或揉捏極泉穴有助於預防心臟病和腦血管疾病，也可做為心血管術後保健，對減少狐臭亦有功效。

腋窩也是淋巴結聚集之處。正常成人體內約有八百至一千個大大小小的淋巴結，分布在人體一些「交通樞紐」部位。這一組組的淋巴結努力阻擋經由淋巴液而來的細菌、病毒、寄生蟲乃至腫瘤細胞（當然也有漏網之魚），與其他免疫器官一同擔負著免疫重任。當淋巴結腫大，一種情況可能是免疫系統正在作戰，另外一種則可能是腫瘤，所以觀察淋巴結腫大的情況和部位，可以替診斷疾病提供重要線索。

腋下淋巴結堵塞，與乳腺癌有密切關係，疏通腋下淋巴，可代謝胸部的垃圾毒素，預防胸部疾病，增強免疫力。

步驟

1　手握空拳，用大拇指和食指形成的拳面，敲打左右極泉穴各 18 下
　　（見圖 39）。

2　用大拇指和其餘四指用力揉抓左右極泉穴中一條滑動的筋膜各 18
　　下，如果有堵塞會感覺很痛，力道可稍減，但每日揉捏，漸漸疏
　　通，痛或痠麻感就會改善（見圖 40）。

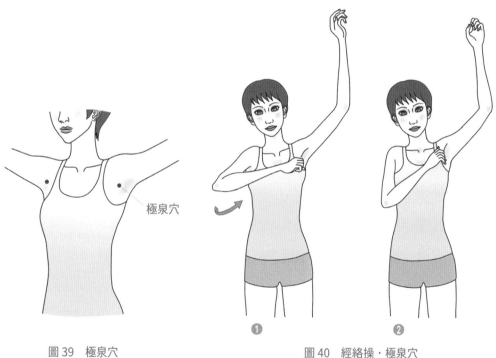

圖 39　極泉穴　　　　　　　　　圖 40　經絡操・極泉穴

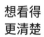

想看得
更清楚　請掃描 QR Code 觀看「經絡操・極泉穴」示範影片。
　　　　　https://lihi1.com/zMrhJ

11 命門穴、腎俞穴、關元俞穴、八髎穴

後腰有好幾個重要穴道，接下來會介紹屬督脈的命門穴，屬膀胱經的腎俞穴、關元俞穴及八髎穴等穴道的搓揉保健方法與益處。

命門穴位於肚臍正後方，屬督脈，也是人體極重要的穴道之一。

腎俞穴位於命門穴兩旁，距離脊椎兩個指頭；關元俞穴在腎俞穴下方，對應腹部下丹田的關元穴位置；八髎穴為腰椎以下、尾骨以上八個穴位的總稱，包括上髎、次髎、中髎、下髎各一對。這十二個穴道，是人體最長的經絡膀胱經的重要穴道（見頁 196 圖 41）。

功效

命門穴為人體的長壽大穴，中醫認為命門之火就是人體陽氣的根本，能激發和推動各臟腑的生理活動。經常按摩命門穴可溫腎壯陽，強腰膝、固腎氣，延緩人體衰老，並可疏通督脈上的氣滯點，加強與任脈的聯繫，促進任督二脈氣的運行，改善腰痛、行走無力、四肢沉重、腿部浮腫、耳鳴重聽。

人的身體分為前陰後陽，所以任脈在身體前部的正中線，督脈在身體後背的正中線。任脈從下身的會陰穴向上走，一直到下巴中間的承漿穴。督脈從肛門上方的長強穴，走到頭頂的百會穴，再到人中穴，最後到口腔內的齦交穴結束。在此處，督脈就和任脈交會在一起了。我們練氣功講的「舌頂上顎」，就是讓任脈與督脈相接。

為什麼練武或練氣功要打通任督二脈？因為這兩條脈一個管控

所有的陰經（手三陰、足三陰六條經脈），一個管控所有的陽經（手三陽、足三陽六條經脈），若十二經脈有問題，先打通任脈和督脈，氣血就會通暢。

膀胱經是人體最長的經脈，也是人體最大的排毒、排溼通道，可幫助排除體內的痰溼與廢棄的毒素。膀胱經若是阻塞，就容易導致溼氣與毒素淤堵，產生病痛，如頭暈頭痛、疲勞倦怠、關節痠痛、抵抗力弱、容易感冒。經常保養膀胱經，可經由尿液增加體內溼氣與毒素的代謝。膀胱經的起點是位於眼頭凹陷處的睛明穴，下午 3～5 點膀胱經巡行時間多按壓睛明穴，不僅可以使眼睛明亮，還有益疏通膀胱經。

中醫認為，養生保健以腎為先，許多慢性疾病都是腎氣衰退而起。腎俞穴的位置對應腎臟，是腎氣疏通出入之處，加上腎俞穴屬膀胱經，膀胱經與腎經相表裡，因此刺激腎俞穴，兼具調節腎經與補腎作用，經常按摩可改善月經不調、白帶、水腫、耳鳴、腰痛、調整血壓。早上起床時可用雙手搓熱按摩腎俞穴、命門穴，有助喚醒腎氣。

小腹內部的溼熱水氣由關元俞穴外輸膀胱經，常加按摩有助益腎、健腰，可緩解腰痛、腹脹、小便困難。

八髎穴是膀胱經中部的樞紐，刺激八髎穴可以清除上半身的毒素，改善腰背痠痛、坐骨神經痛、痔瘡等問題。八髎穴同時也對治療生殖系統、尤其是婦科毛病，特別有效，是婦科要穴。

不建議敲打腎俞穴和關元俞穴，但八髎穴位於髖骨上，可以手握空拳，以虎口處敲打腰椎以下、尾骨以上八髎穴的位置。

步驟

▶ **命門穴**

● 雙手手掌上下摩擦按摩命門穴 36 下（見下頁圖 42-❶）。

▶ **腎俞穴、關元俞穴、八髎穴**

1 縮腹夾臀站直，或端坐在椅子上，兩腳與肩同寬。

2 雙手手掌搓熱後，平貼腰眼處，溫熱腎臟，稍停幾秒鐘。

3 雙手手掌順著腰椎兩旁，上下用力搓動；向下搓到尾骨下的長強穴（尾骨尖）處，向上搓到兩臂後肘所能及的最高處，上下連續搓 36 次（見下頁圖 42-❷）。

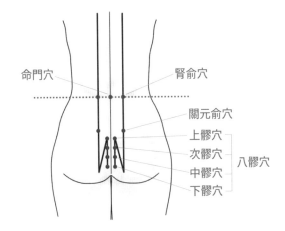

圖 41　命門穴、腎俞穴、關元俞穴、八髎穴

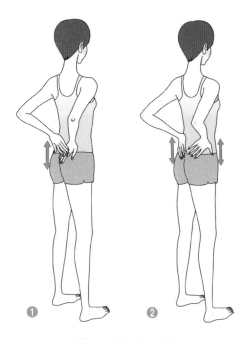

圖 42　經絡操・搓後腰

12 環跳穴

　　雙腿併攏站立，臀部側面正中央的凹陷處，就是環跳穴的位置，左右各一個（見下頁圖 43）。環跳穴屬膽經，常捶打環跳穴可消除下半身浮腫、改善腰腿的血液循環，讓臀部的線條變美。

功效

　　環跳穴是膽經上治療及改善腰部、腿部疾病的重要穴位，主要

| 想看得
更清楚 | 請掃描 QR Code 觀看「經絡操・搓後腰・命門穴、腎俞穴、關元俞穴、八膠穴」示範影片。https://lihi1.com/UXSZa | |

功效是利腰腿、祛風溼。敲打環跳穴有助排毒，減少脂肪囤積，改善腰腿的血液循環，消除下半身浮腫，告別大而扁的臀部，緩解久坐、姿勢不良或風寒引起的坐骨神經痛、下肢疼痛。

<u>步驟</u>

1 雙手握空拳。

2 以指節彎曲處用力搥打左右環跳穴 36 各下（見圖 44）。

❖ 女生還可順便搥打一下大腿根部連接臀部的「馬鞍肉」。

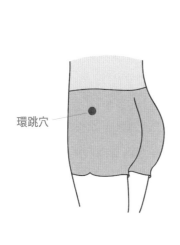
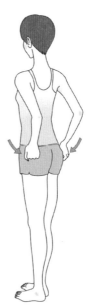

圖 43　環跳穴　　　　　　圖 44　經絡操・環跳穴

想看得更清楚　　請掃描 QR Code 觀看「經絡操・環跳穴」示範影片。
https://lihi1.com/5MvW5

13 足三陽經和足三陰經

如同手部，足部也有三條陽經和三條陰經分布。

足三陽經包括足陽明胃經、足少陽膽經、足太陽膀胱經，分布在腿的前側、外側和後側，其循行方向是由頭部經過軀幹，到下肢外側，止於腳部。

足三陰經包括足太陰脾經、足厥陰肝經、足少陰腎經，主要分布在腿內側，循行方向是由足部經過下肢的內側、大腿的內側、腹部，到達胸部。

功效

拍打疏通足三陽經脈，可以強化氣血，增強免疫力，改善腰腿痛、四肢無力等症狀。

中醫認為「陰經主血」，因此拍打腿部內側的三條陰經來疏通經脈，可以改善下半身的淋巴、血液循環回流，減少腿部腫脹，美化腿部曲線。拍打時可特別加強三陰交穴，此穴位於小腿內側，足內踝尖上四橫指寬、脛骨內側緣後方，是脾經、腎經和肝經交會穴，能健脾和胃，調補肝腎、行氣活血、疏經通絡，可治療泌尿系統疾病、婦科病、脾胃病、失眠等。

膽經涵蓋四十四個穴道，其中一段是沿著大腿外側的中間線，到小腿的位置。一般所謂的敲膽經，都是敲這一段的膽經。敲膽經，可促進膽經的氣血通暢，使膽汁分泌及消化功能正常，有助美顏去

水腫，尤其是大腿和小腿的水腫，減少身體壓力。

　　胃經位於大腿前外側，有四十五個穴道，從鼻翼兩側開始，由臉部經頸部、胸部、腹部肚臍兩側、鼠蹊、大腿前側、小腿外側，下行到腳背。中醫認為「經絡所過，主治所及」，因此舉凡顏面神經麻痺、三叉神經痛、眼中風、眼睛模糊、飛蚊症、過敏性鼻炎、胃酸過多、胃食道逆流、消化不良、胃腸脹氣、便祕、腹部脂肪過多等症狀，都可以從疏通調整胃經及改善飲食來治療；就連大腿膝蓋無力、腳踝腳面疼痛也屬於胃經疾病。

　　《黃帝內經》提到：「五七，陽明脈衰，面始焦，髮始墮。」也就是說，35 歲時女人陽明脈開始衰弱，出現臉色發黃、脫髮的情況。陽明脈就是胃經和大腸經，可見強化胃經、大腸經的營養吸收以及排泄功能，養好氣血，對女性的容顏還有健康非常重要。搓臉、揉胸、推腹及敲打小腿外側就是強化胃經消化功能、調氣養血非常簡單的方法。

　　小腿外側膝眼下四橫指靠近脛骨的地方有足三里穴，是胃經長壽大穴，俗語說「常拍足三里，勝吃老母雞」，上午 7～9 點胃經時間，可以多拍打或用空心拳敲打。經常活動腳趾也能夠促進胃經的氣血流通，有健胃生津的效果。上班時間、入睡前、等車時，都可以隨時活動腳趾，很簡單、方便。

　　肝經是另一條人體重要經脈，涵蓋十四個穴道，其中一段是沿著大腿內側的中間線，從靠近大腿根部到小腿。我們拍打的就是這

一段。肝經具有疏洩、藏血、排毒等功能。中醫認為「肝開竅於目」，肝氣血不足時，眼白顏色會渾濁發黃，眼睛乾澀。

　　肝經異常，會出現視物模糊、耳鳴、頭痛、眩暈等各種不適症狀。而肝火旺時會出現口渴、小便黃、發熱、舌紅苔黃等症狀，有些人還會出現易怒、眼乾以及失眠等情況。拍打、按揉肝經可以瀉肝火，疏通肝經，使肝經的氣血暢通，加強疏洩、藏血、排毒功能，也可以使身體筋膜比較柔軟有彈性，不容易抽筋。

　　脾經在肝經旁邊，中醫認為「脾為後天之本」，「脾主運化」，就像是人體氣血的輸送帶，可以將氣、血、營養傳送到身體各處，因此想要提升免疫力，一定要注意保養脾經。但脾經最怕溼。在空氣相對溼度達到 65% 以上時，汗液無法正常排出，體內溼氣滯留便容易讓人感到四肢沉重、睏倦嗜睡、食慾不振、皮膚起疹、大便偏稀。脾經虛弱會使肌肉鬆軟，容易產生腿部靜脈曲張。脾的功能好則嘴唇紅潤，唇色白代表血氣不足，唇色暗或發紫，代表寒入脾經。

　　腎經在脾經旁邊，中醫認為「腎為先天之本」，腎經是人體協調陰陽能量的經脈，五臟六腑都離不開腎陰、腎陽的給養。雖然食補也是不錯的方法，不過平時多按摩、疏通腎經，讓腎經的氣血維持暢通，也是很好的養生方法。拍打時可特別注重位於足內側、內踝尖下方凹陷處的照海穴（見下頁圖 45-❷）。只要感到頭髮枯燥、胸口發悶、嗓子乾痛、聲音嘶啞等這些腎水不足所引發的不適症狀，都可以按摩這個穴位，藉此達到很好的補益腎水和腎陰的功效。

步驟

1　雙手自然下垂置於身側。

2　用手掌拍打大腿外側膽經 18 下。

3　再沿著大腿外側的中間線，由上而下拍打至小腿外側、腳踝外側。
　　這是因為足三陽經循行方向是由頭部經過軀幹，到下肢外側，止
　　於腳部，所以拍打時循著經絡由上往下拍打（見圖 45-❶）。

4　接著從足部腳踝內側沿小腿內側、大腿內側的中間線，拍打到鼠
　　蹊部內側。這是因為足三陰經循行的方向是從足走胸腹，因此循
　　著經絡由下往上拍打（見圖 45-❷）。痛點可多拍幾下。來回各拍
　　打 3 次。

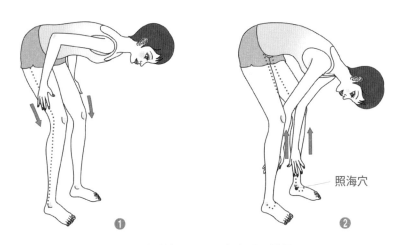

照海穴

圖 45　經絡操・足三陽經和足三陰經

想看得
更清楚　請掃描 QR Code 觀看「經絡操・足三陽經和足三陰經」示範影片。
　　　　https://lihi1.com/KWs0G

14 委中穴

委中穴（見圖 46）是膀胱經的排毒出口，經常拍打位於雙腿後側膝窩橫紋中央處的委中穴，能讓膀胱經排毒排得更乾淨，並且可以緩解腰痠背痛的問題。

功效

中醫有句話說「腰背委中求」，凡是腰部、背部的問題，都可以透過這個穴位來解決。經常坐著工作的人，腰部、背部多少都會有點不舒服，多拍打委中穴，就可以通暢這些部位的氣血。

步驟

1　彎腰站立或坐在椅子上。
2　用手掌拍打雙腿後側委中穴（見圖 47）。

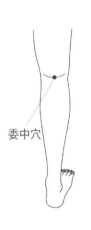

委中穴

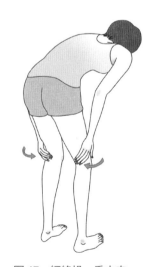

圖 46　委中穴　　　圖 47　經絡操・委中穴

想看得
更清楚　請掃描 QR Code 觀看「經絡操・委中穴」示範影片。
https://lihi1.com/7AZyp

15 鼠蹊部

　　中府穴、極泉穴與鼠蹊，是身體三個氣血最容易堵塞的地方。鼠蹊位於雙腿根部，有許多血管、淋巴、神經與經絡通過，因此敲鼠蹊部保持此處的血液循環暢通十分重要。

功效

　　鼠蹊部是上半身與下半身交會點，如果此處血液或淋巴無法順暢流動，可能導致腿部浮腫、下半身虛寒，適當刺激可改善循環，並舒緩腿部不適、緩解更年期的不舒服症狀。

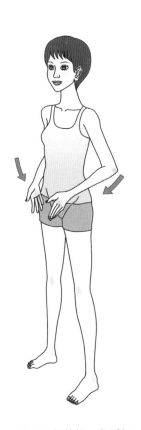

步驟

1 雙手手指併攏成手刀狀。
2 同時敲打身體左右兩側的鼠蹊部 36 下（見圖 48）。

圖 48　經絡操・鼠蹊部

想看得
更清楚　　請掃描 QR Code 觀看「經絡操・鼠蹊部」示範影片。
　　　　　https://lihi1.com/8dN8Q

會議操

上班族除了辦公時久坐，開會時更是必須久坐，不方便起身運動。其實有許多企業都已實行站著上班或開會，目的就是避免員工因久坐導致健康危機。

若情況允許，開會時我也會站起來，而且我發現當我站起來，有些與會的人也會跟著站起來，那時開會的效率特別高！如果情況不允許，我則會做以下幾個「不動聲色」的動作，一樣能達到活絡氣血與經絡的效果。

1 十指井穴

我們手指的末端都有井穴，是體表經脈內的氣血流注到體內經脈中的必經之路，可以說是十二經脈的「根穴」，中指的井穴在手指尖端，其他手指的井穴都在指甲旁邊（見頁 207 圖 49）。

功效

按摩十指井穴能提神醒腦和鎮靜止痛，還可以根除一些小毛病。

少商穴是肺經井穴，位於大拇指指甲外側，常按此穴可以養肺，對於預防感冒、咽喉腫痛有效。

這也是我第一個嘗試的養生法，當時我有嚴重的鼻塞過敏，一按此穴，痛不可忍，我持續按壓，過一段時間後，不僅揉按時痛感消失，過敏也不藥而癒。

　　商陽穴是大腸經井穴，位於食指靠近拇指那側，對改善便祕有奇效，按壓 3～5 分鐘就可排便。平常多按可幫助消化，預防便祕。

　　中衝穴是心包經井穴，位於中指指尖中央，能有效預防中暑，增強心臟功能。會議時如想打瞌睡，可揉壓此穴，立刻提神醒腦。

　　關衝穴是三焦經井穴，位於無名指靠小指那側，可舒緩經期或更年期不適，改善脹氣。

　　少衝穴是心經井穴，位於小指靠無名指那側，對心悸、心痛、中暑、休克有急救的效果，平常按壓有益心臟。

　　少澤穴是小腸經井穴，位於小指外側，可以改善頭痛、咽喉腫痛、眼睛腫痛，常按此穴位，可改善胃腸消化吸收功能。

　　我有段時間一有空就按十指井穴，開會、等公車、看電視都可以按，一開始按每個穴都痛不可言，常按幾次經絡通了就不痛了，但還是要定時按摩疏通一下。

步驟

1　右手大拇指和食指捏住左手大拇指指甲兩側（見下頁圖 50-❶）。

2　用右手食指第一指節的骨頭，大力揉按左手大拇指一側的井穴，如果非常疼痛，代表經絡有堵塞，可多按幾次，接著再按另一側。

3　依次按壓左手五根手指的井穴（見下頁圖 50）。

4　換左手大拇指和食指依序揉捏右手五根手指的井穴。

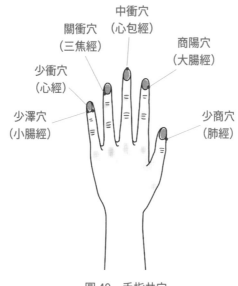

中衝穴
（心包經）

關衝穴
（三焦經）

商陽穴
（大腸經）

少衝穴
（心經）

少澤穴
（小腸經）

少商穴
（肺經）

圖 49　手指井穴

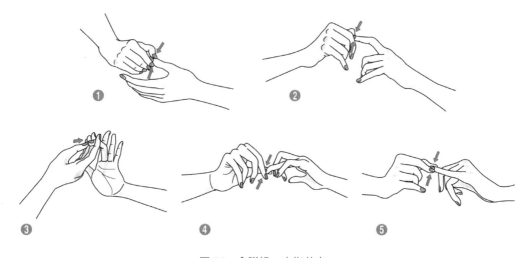

❶　　　❷

❸　　　❹　　　❺

圖 50　會議操・十指井穴

**想看得
更清楚**　｜　請掃描 QR Code 觀看「會議操・十指井穴」示範影片。
https://lihi1.com/m4Mez

2 踮腳跟和腳尖

　　這個動作非常適合上班或者開會久坐時做，不用多花時間也不用分神，熟練之後可加做進階版，一腳踮腳尖，一腳踮腳跟，以增加協調性。

功效

　　踮腳跟和腳尖可以收縮小腿的肌肉、改善血液循環、預防靜脈曲張，避免水腫和脂肪堆積，讓小腿更結實。

步驟

1　椅子坐 1/2，雙腳打開與髖部同寬。

2　提起雙腳腳跟，停 10 秒（見下頁圖 51-❶）。

3　放下腳跟，然後順勢翹起腳尖以及整個腳板，停 10 秒（見下頁圖 51-❷）。

4　重複提起與放下腳跟這兩個動作數次。

想看得
更清楚　｜　請掃描 QR Code 觀看「會議操‧踮腳跟和腳尖」示範影片。
https://lihi1.com/oh2g9

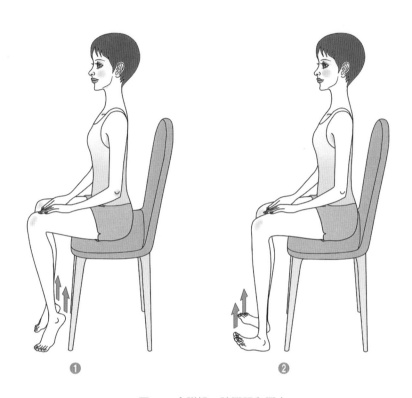

圖 51　會議操・踮腳跟和腳尖

3 腳趾運動

用腳趾模仿手的猜拳動作，活絡腳趾。

功效

這個運動可以活絡全身的六條經絡，開會時若能短暫把鞋子脫掉，或鞋子的空間夠大，就可以在會議桌下做這個運動。

步驟

1　「剪刀」：雙腳大腳趾用力向上翹起與其餘四趾上下分開，呈剪刀狀（見圖 53-❶）。

2　「石頭」：五個趾頭盡量貼附腳掌，緊緊朝腳底的湧泉穴（見圖 52）扣住（見圖 53-❷）。

3　「布」：用力張開所有腳趾頭，五趾盡量撐開，每個趾頭分得愈開愈好（見圖 53-❸）。

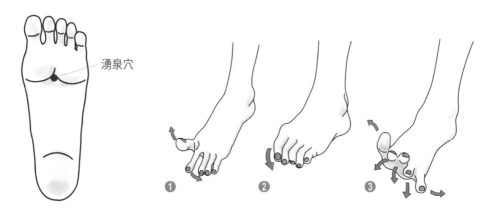

圖 52　湧泉穴　　　　　　　　圖 53　會議操・腳趾運動

想看得
更清楚　｜　請掃描 QR Code 觀看「會議操・腳趾運動」示範影片。
https://lihi1.com/NceaP

12:00-13:00
午餐時間

- 利用午餐時間增添下午元氣
- 奪回人生自煮權
- 自己帶便當一點都不難
- 外食對策
- 食物分量、比例和進食順序
- 細嚼慢嚥之必要

利用午餐時間增添下午元氣

　　經過一早上的忙碌，午餐時間是上班族可以喘口氣、休息一下的時刻。不過，大多數人午餐時間一到，就急著獨自或結伴去外面用餐，心裡盤算著要吃什麼，或記掛著上午沒處理完的公事；或急著快快吃完午餐，好趕回辦公室午休；有些甚至邊吃午餐、邊處理緊急的公事。

　　尤其新冠肺炎疫情期間，大家都自備便當或訂外賣在辦公室吃，連變換情境或情緒的機會都不多。其實，午餐怎麼吃，不僅會影響營養吸收和新陳代謝，也會影響下午的精神與體力。

先轉換情緒再吃午餐

　　記得當年從事每天與時間賽跑的電視新聞工作，做什麼事都是爭分奪秒。有一回約了莊淑旂醫師共進午餐，她希望訂在 12 點，我從來沒這麼早吃午餐，當天還特別提早離開辦公室，但仍然遲了十幾分鐘，只見莊醫師臉色有點焦急，原來她生活很有規律，習慣準時吃午餐，不讓腸胃有挨餓的感覺。

　　我落座點好餐後，她建議我喝點啤酒，緩和一下情緒。餐點送到，我怕她餓太久，急著幫她布菜，她卻示意我拉拉耳朵，再用手掌舒緩的撫摸另一隻手背，雙手各做了幾次，才開始進餐。看到我一臉迷惑，她笑著說：「千萬別在緊張匆忙或充滿壓力的狀況下吃

午餐，否則會影響消化。」

當我們心中充滿壓力，身體會自然進入「戰或逃」的壓力模式，這會使心跳加速、血壓上升、呼吸加快、消化系統關閉、口腔裡的唾液酶分泌減少，而且胃裡蛋白質、脂肪、碳水化合物的分解會減緩，流進小腸的血液也只有原來的 1/16，因而減少了維生素、礦物質和其他營養成分的吸收。

喝一點小酒、揉捏耳朵和撫摩手背都能快速舒緩情緒，讓自律神經的模式由工作時專注亢奮的交感神經轉為放鬆、能幫助腸胃蠕動的副交感神經。由此可見，吃飯時的心情比吃什麼更重要。

午餐前靜坐

那頓飯我吃得很舒服，也沒有吃完飯常有的腹痛、脹氣、打嗝這些現象。所以我養成習慣，在午餐前先休息一下，轉換情緒，最好靜坐 5～10 分鐘才開始吃飯。

午餐前靜坐方法很簡單：

1 避開空調風口。
2 身體坐直（把臀部的肉肉拉出來，坐在坐骨上），不要彎腰駝背，放鬆肩膀，雙手放在大腿上。
3 閉上眼睛，舌尖輕抵上顎。
4 自然呼吸，把注意力放在鼻尖，注意鼻息的進出，徹底放空。

　　這是一段短暫的冥想，有助消除上午累積的壓力和緊張，讓身心充分放鬆。接下來吃午餐，才能夠讓消化系統好好運作，並減少因為壓力而暴飲暴食的欲望，以及隨之而來的身心負擔。

餐前平躺休息效果最好

　　如果時間、環境允許，最好餐前可以平躺下來休息 15 分鐘，午餐前休息的效果比餐後午睡還要好。飯前靜坐或平躺休息的主要目的，就是要提升副交感神經，並抑制交感神經。努力工作了一個上午，我們的交感神經一直處於亢奮狀態，副交感神經則受到壓抑，透過靜坐或平躺一下，可讓副交感神經提升，有助於午餐的消化。同時，上午 11 點至下午 1 點屬於午時，正是陰陽交合的時候，這時靜坐或平躺 15 分鐘，對於養心大有好處，可使下午乃至晚上精力充沛。

　　我先生在政府部門工作那段期間，公務非常忙碌，壓力也很大，一整天從早餐、午餐到晚餐時間，幾乎都排滿餐會或公事，沒有休息空檔。我請教莊淑旂醫師有什麼好方法，她就教我午餐前平躺 15 分鐘這一招，我先生實踐了以後，果然覺得效果很好。

午餐後趴睡最傷身

　　一般上班族或小學生通常午餐後都會趴在桌上休息或午睡，莊淑旂醫師最反對這麼做。因為趴桌午睡會彎曲頭頸部及胸部，壓迫頸動脈以及心、肺、胃腸等器官，加上餐後體內血液多流向胃腸幫

忙消化吸收，導致頭部血液、氧氣供應不足，醒後容易出現頭昏、眼花、耳鳴等大腦缺血、缺氧症狀，也會妨礙胃中食物的消化，導致脹氣，而莊醫師認為脹氣是百病之源。

因此，如果一定只能在飯後趴睡，最好準備一個午睡枕，高度以趴下去的位置在肩膀的高度最好，讓身體維持微微前彎 15 度的曲線，減少頸部、胸腹的壓迫，並注意別壓到眼睛，以免眼壓增高。

我的吃飯禪

另外，我也養成了吃飯前揉耳朵及撫摸手背這兩個快速讓副交感神經上升、交感神經下降的動作。皮膚是人體最大器官，科學家發現，以每秒 4～5 公分的速度慢慢反覆撫摸皮膚，能刺激神經，讓大腦產生愉悅感，因此小嬰兒都很喜歡被溫柔的撫摸。等待餐點上桌前做這個動作，會讓自己全身放鬆，有利進食與消化。

餐點上桌了，我通常不會急著吃，而是先看一看、聞一聞眼前的食物。我們的身體非常聰明，當眼睛、鼻子接收到食物的色、香、味，大腦就會通知腸胃準備接手消化食物的工作。腸道神經系統是我們的「第二大腦」又稱「腹腦」，裡面有 1 億個以上的神經元，和中樞神經系統一樣複雜、敏銳。因此先聞一聞、看一看食物，讓腹腦知道要吃飯了，該分泌需要的消化液了，然後再慢慢的吃，對食物的消化與吸收會更有幫助。

咀嚼食物時要閉緊嘴巴，專注的咀嚼，細細感受食物的質地及

滋味，最好每口食物能咀嚼 32 次，左、右兩邊牙齒各 16 次，這就是我的「吃飯禪」。

吃得愈慢、愈專注，就愈容易察覺到飽足，消化吸收會更好，新陳代謝的速度也會愈快，愈不容易變胖。

我的
養生體系
08　奪回人生自煮權

自從先生罹癌，我領悟到錯誤的飲食習慣讓我們夫妻分別吃成癌症與藥罐子，於是開始為了健康而下廚，並且痛改過去遠庖廚的觀念，從採買食材、清洗、儲存、烹調，一步步學習，從一開始的勉為其難，到現在的樂在其中。

堅持自己採買食材，慎選好食物、真食物、全食物，再親手懷著愉快、感恩的心情烹調，和家人一起愉快的進餐，我認為這是鞏固身體健康和家庭幸福很重要的一步。

我的做菜禪

每個人都應該試試在家做菜，就會發現洗手作羹湯是最好的放鬆方式。尤其自己一個人完全沉浸在做菜的愉悅氛圍中，五種感官全用上，專注又輕鬆，彷彿進入禪境，我稱為「做菜禪」。買菜、

做菜也讓我更注意四季變化，和大自然產生更多的連結，這也是生活在都市水泥叢林的現代人非常需要的。

　　然而，現代人生活忙碌、壓力大，經常自認沒時間，或懶得自己做菜，寧願到餐廳吃大餐、喝下午茶、飲咖啡、吃甜點，且視為生活中的小確幸，其實相當可惜，甚至可能是現代人致病的原因之一。畢竟餐廳的食物為了滿足顧客口味，大多高油、高鹽、高糖，食材、調味料與油品的品質很難要求，也不容易吃到足夠的蔬果。若經常這樣吃，只會讓腸道內的壞菌多於好菌，讓身體長時間處於發炎狀態，為身心帶來更多壓力。

　　或許很多人都不知道，在準備食材、料理食物的過程中，我們聰明的身體其實已經開始與食物產生對話，知道即將入口的是什麼東西，味道、屬性如何，並準備好去消化與吸收。有位中醫師曾告訴我，傳統中醫主張病人最好能自己煎煮中藥，因為這樣能讓病人吸收到更好的藥效。

　　因此，為了自己與家人的健康，我寧可把預算投資在購買最好的食材、調味料與烹調器具上，一方面確保食物的安全與營養價值，另一方面則是讓烹調省時又省力，而且這樣反而更省錢。因為一來吃健康營養的食物比較不容易生病，醫藥費的支出自然少；二來在餐廳吃飯，食材頂多只占餐點費用的 30%，若自己煮，用同樣費用的一半，就足以買到更多、更好的食材。

投資健康食材與器具，回報率最高

依我多年的經驗，投資在食物與廚房料理用品上的每一分錢，都會帶來很好的回報。例如，我最常使用的調理機、鍋具，以及最近愛上的粉漾壺，都讓我可以簡單、快速的做出非常美味的精力湯與各式菜餚。

我經常購買有機農產品，除了沒有農藥的疑慮，吃起來安心，同時也能鼓勵更多農民投入有機或自然農法，讓更多人能吃到健康的農作物，也能讓台灣這片土地恢復一些生機。我認為為此多花20～30%的金錢，非常值得。

很多人覺得非常難做到天天或經常做菜，其實是因為還沒有建立起架構。只要願意投入時間，用心去嘗試、尋找，把自己採買、清洗、儲存、烹調的架構建立起來，下廚做菜就會變得很輕鬆。

我剛開始也覺得很困難，但為了家人的健康，我花了很多時間，發揮神農嚐百草的精神四處尋找真食物、好食物，後來便能輕鬆分辨食材好壞，也知道該到哪裡購買。找到提供好食材的商店或賣家後，就固定向他們訂購，或與親友同事們一起團購，只要一通電話或動動手指上網，東西就能宅配到家，非常方便省時。

把採買食物的程序系統化，做好食材儲存與管理，再善用好工具，我相信每個人都能把烹調食物的權利拿回自己手中。即使無法一天三餐都自己準備，至少可從每天一餐開始。只要去做，你一定能感受到身體狀況的改善。

重新定義美食

　　我喜歡自己做菜，吃自己做的料理不僅安心又很療癒紓壓。有時只要用幾種簡單的時蔬，就可以做出季節的美味，再用點巧思做好擺盤、布置用餐環境，就能營造出充滿美感的幸福氛圍，對我來說，這才是真正讓身、心、靈都得到滿足的美食與生活態度。

　　我對美食的定義是：天然的好食材，在對的時空季節，用適當的烹調、簡單的提味，吃到食物天然的好滋味和完整的營養。如果在烹調過程中，還加入對家人的愛心、對土地的關心、對自然運行法則的了悟，收穫就更大了。

⏱ 自己帶便當一點都不難

　　為了減少外食，我幾乎每天都自己準備午餐便當。

　　我的午餐便當通常會有 1/2 碗五穀飯、1 碗青菜、2 份豆魚蛋肉類。飯與豆魚蛋肉類的常備菜可以前一晚或利用週末準備好，如煮一鍋洋蔥胡蘿蔔咖哩雞或海帶豆干燒肉，裡面有根莖及海藻類蔬菜，和肉類、豆干等蛋白質類食物，就是很好的便當菜。青菜可以先清洗切好，當天早上炒一下，也可以前一晚準備好生菜沙拉。

　　我最近愛上蒸蔬菜，因為我有個蒸燉鍋，加熱快、可以精準設

定時間，又有特殊導流設計，蒸出來的青菜不會水水的，顏色美、清爽好吃。只要前一晚把花椰菜、茭白筍、秋葵、四季豆、蘆筍、紅椒、黃椒、百合、黑木耳、紫甘藍等蔬菜清洗並切好，第二天一早梳洗前放進蒸燉鍋，灑一點鹽和橄欖油或茶油，10 分鐘就可以蒸好蔬菜，而且紅橙黃綠紫黑白七彩俱備，蒸好後用便當盒盛裝，中午不用再加熱，就可以吃到足量又五彩繽紛的蔬菜。

也可以用玻璃保鮮盒盛裝切洗好的蔬菜，添加一點油和鹽，直接帶到辦公室，中午蒸便當的時候一起蒸，只要掌控好時間，便可以吃到美味足量的蔬菜。坊間也有許多便當食譜，供你參考發揮巧思，自己帶便當真的沒那麼難。

此外，我也在辦公室放置了粉漾壺，用它來煮個簡單的湯品或燙份青菜也很方便。自己準備的食物總是比外食乾淨、健康，即使無法天天準備，也可以從每週一天、二天、三天開始做起。多花點時間在自己的食物上，身體會帶來很多正面的回報。

接下來提供幾道我常做的午餐食譜，非常簡單又營養美味，歡迎你也開始動手做！

溫沙拉

2~3 人份　｜　10 分鐘　｜　蔬食料理

食材

1	紫洋蔥	1/2 顆
2	甜菜根	1/4 顆
3	紅椒	1/2 顆
4	黃椒	1/2 顆
5	蘑菇	50 公克
6	橄欖油	1 茶匙
7	芝麻葉、蘿蔓萵苣、美生菜等可生食之蔬菜	適量

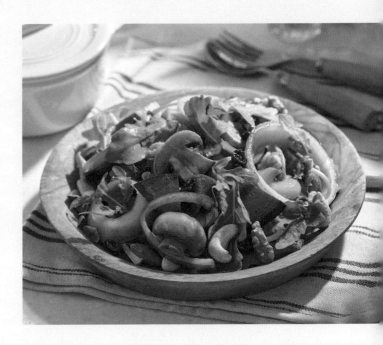

醬汁食材

1	芝麻醬	1 湯匙
2	醬油	1 湯匙
3	檸檬汁	1 茶匙
4	冷開水	適量

醬汁做法

- 所有材料調勻即可。

做法

1. 紫洋蔥、甜菜根、紅椒、黃椒、洗淨切成適口片狀，蘑菇洗淨切片。

2. 鍋中倒油，炒熟紫洋蔥、甜菜根、紅椒、黃椒及蘑菇。

3. 芝麻葉等可生食之蔬菜洗淨、瀝乾，放冷藏冰一下，以增加脆度，食用前淋上適量醬汁，例如芝麻沙拉醬或和風醬，拌勻。

4. 將拌好的芝麻葉擺在炒好的溫沙拉上，撒上堅果、葡萄乾，即完成。

2～3 人份　　20 分鐘　　蒸燉鍋

蒸七彩蔬菜

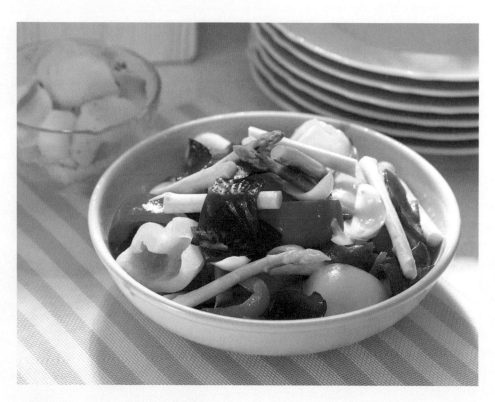

食材

1　乾百合　　適量
2　蘆筍　　　適量
3　紅椒　　　1/2 顆
4　黃椒　　　1/2 顆
5　黑木耳　　適量
6　鹽　　　　少許
7　橄欖油　　少許

做法

1　把乾百合洗淨後，泡水 30 分鐘，接著置入蒸燉鍋蒸 10 分鐘。

2　將其他食材一起置入蒸燉鍋，適量撒點鹽和橄欖油調味，蒸 10 分鐘。

❖ 若用鮮百合則洗淨即可，不用先泡水或先蒸。
　橄欖油亦可替換為苦茶油或酪梨油。

紅燒豆腐魚片

（2 人份）（10 分鐘）（粉漾壺）

食材

1	板豆腐	1 塊（80 公克）
2	龍虎斑魚片	150 公克
3	薑	3 片
4	蔥末	適量
5	蒜末	適量
6	味醂	1 湯匙
7	醬油	1.5 湯匙
8	烏醋	1 茶匙
9	好水	100 毫升

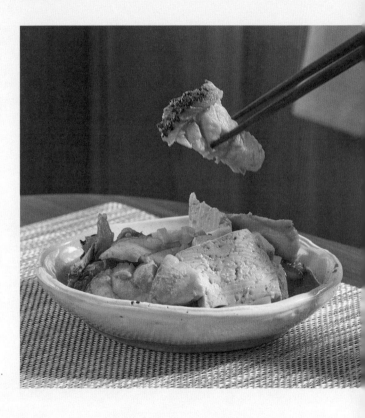

做法

1 將板豆腐、魚片洗淨，放入粉漾壺。

2 將薑片、蔥末、蒜末也放入粉樣壺，倒入所有調味料及水。

3 按花草茶鍵（10 分鐘），等嗶嗶聲響起，就可以吃到美味的紅燒豆腐魚片。

❖ 龍虎斑魚也可換成海鱺魚、海鱸魚、龍膽石斑。
  這道菜同時可以補充動物性和植物性兩種不同的蛋白質，魚肉 150 克含 3 份蛋白質、板
  豆腐 80 克等於 1 份蛋白質，加起來一共 4 份蛋白質，2 人均分，正好每人 2 份蛋白質，
  為一餐的分量。

四神排骨湯和燙青菜

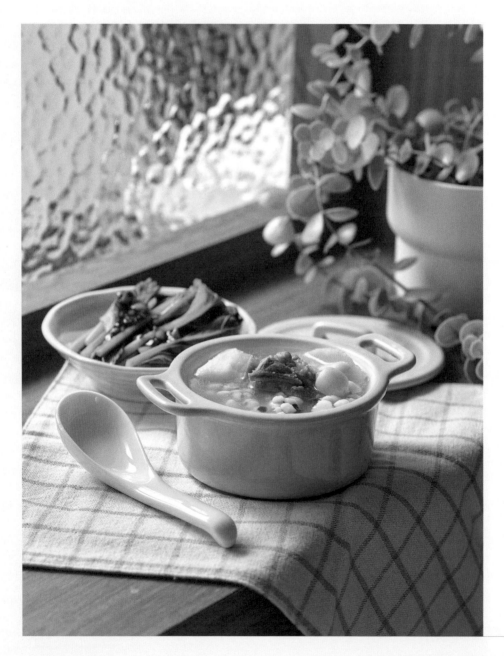

(2 人份) (70 分鐘) (粉漾壺)

食材

1 四神（淮山、蓮子、　1 帖
　茯苓、芡實或薏仁）

2 排骨肉　　　　　4 兩（150 公克）

3 新鮮山藥　　　　100 公克

4 青菜　　　　　　1 把

5 鹽　　　　　　　適量

6 好水　　　　　　800 毫升

做法

1 用好水將四神食材沖洗乾淨。

2 排骨肉先用好水清洗，再用熱水汆燙備用。

3 山藥洗淨後削皮、切塊。

4 青菜洗淨後去梗，切成適口大小。

5 將四神食材、排骨肉和山藥置入粉漾壺，倒入好水。

6 按養生湯鍵（60 分鐘），再按開始鍵。

7 60 分鐘後，嗶嗶聲響起，即可享用（我喜歡原汁原味，也可視個人口味於
　煮好後加鹽調味）。

8 撈出湯料品嚐，再將青菜放入壺中，利用壺中的湯，按花果茶鍵（10 分鐘）
　將青菜燙熟、撈出，可視個人喜好添加適量鹽、素蠔油或蒜蓉醬油調味，即
　多一道燙青菜。

9 四神湯有薏仁、芡實、蓮子、山藥可做為主食，又有排骨或豆包可做為蛋白
　質來源，再加上燙青菜就是營養均衡的一餐。

❖ 素食者可用杏鮑菇或素豆包取代排骨肉。

⏱ 外食對策

　　如果必須外食，對於要吃進肚子裡的食物，也要盡量慎選。我個人的外食原則如下：

1　營養均衡
　　一定要有主食、蔬菜、蛋白質。米食的部分，盡量選擇五穀米。蔬菜則盡量選擇綠色蔬菜，最好有一種是十字花科蔬菜，再搭配一些根莖類蔬菜。蛋白質的部分，盡量選擇豆類、豆腐、魚、蛋。

2　盡量避開炸、煎、烤的食物
　　外食較難控制油的品質，可盡量選擇湯品、清蒸或汆燙的料理。

⏱ 食物的分量、比例和進食順序

1　食物的分量比例

　　我基本上是根據哈佛大學設計的「健康飲食餐盤」（Healthy Eating Plate）來分配，也就是 30% 的蔬菜、20% 的水果、25% 的主食（包括全穀類與根莖類）與 25% 的蛋白質。不過蛋白質的部分，

我會攝取較多植物性蛋白質，動物性蛋白質大約只占 10～15%。

2　早、中、晚餐的分量

　　我秉持的原則是：「早上吃得像國王、中午像王子、晚上像乞丐。」早餐一定是我營養最豐富多元的一餐，1 杯精力湯或豆穀漿是必備的。午餐很豐富，若要攝取肉類，我大都會在午餐時攝取。晚餐我就會吃得較清淡、分量也較少。

　　那遇到晚餐有飯局怎麼辦？我非常鼓勵大家把吃不完的食物打包回家，因為晚餐吃得太飽或大魚大肉，對身體是很大的負擔。而且根據環保署統計，2021 年台灣的廚餘回收量總計約 48.7 萬公噸，若以 90 公分高、容量 155 公斤的桶子來計算，一年的廚餘量可疊起「5,544 座台北 101 大樓」，這是多可怕的數據！因此我總會把晚餐飯局中至少一半的菜打包回家，對自己的健康與我們的環境都好。

　　雖然每餐的分量不太一樣，但我會力求營養均衡，即有主食、蛋白質與蔬菜水果。特別是蔬菜或五穀類，我每餐一定會吃。我們腸道內的細菌生態一直在變化，必須經常性的維持它的平衡，透過每一餐都吸收均衡多元的營養，才能養出各種不同的好菌，營造良好的腸道環境。

3　進食的順序

　　為了幫助消化，進食的順序也非常重要。我的習慣是先慢慢喝

點湯，讓溫熱的湯水先暖胃。接下來吃生菜（如沙拉或泡菜、涼拌菜），此時胃裡還沒有食物，比較容易吸收生菜的營養。接著吃煮熟的蔬菜。然後吃飯，最後再吃魚和肉。不過老年人或消化力比較弱的人，也可以先吃蛋白質食物，再吃蔬菜和飯。水果則是在午、晚餐之間吃。這是我覺得對消化最好的吃法（以上原則若想知道更多細節，可參見我的著作《吃對全食物》）。

細嚼慢嚥之必要

每一口食物至少咀嚼 30 秒。除了用牙齒把食物切得愈細，愈能減輕胃腸的負擔，細嚼慢嚥還能刺激唾液分泌。唾液中含有能分解澱粉的消化酵素、多種酶類、維生素與蛋白質，咀嚼愈久可分解愈多澱粉，而酶類、維生素、蛋白質等與食物混合得愈充分，也愈能促進食物的消化吸收。此外，唾液中的特殊酵素與免疫球蛋白還能中和胃酸、抗菌、解毒。

許多人會認為，無論如何胃都會消化食物，何必那麼費事的細嚼慢嚥？但如果沒有充分咀嚼食物，這些唾液的轉化作用就來不及產生，當食物通過消化道時，就無法消化到能夠完全轉化的狀態，當然其中的營養素也無法被身體吸收，有些變成廢物排出體外，有

些甚至變成毒素積存在體內，等於是留不住營養、又排不出毒素，對身體當然會有不良的影響。

此外，如前文提過的，人體可自行產生的消化酵素與代謝酵素數量有限，細嚼慢嚥可以節省消化酵素的消耗量，代謝酵素的可用量便相對增加，身體的代謝排毒能力也會變好。

記得有一年我去做健康檢查，報告中所有數據都正常，唯獨「乳酸」這項數據偏低，我有點驚訝的請教醫師，才知道那代表我體內積存的乳酸很少，也就是我的代謝能力很好。我想這應該和我每天喝精力湯有密切關係，一方面是因為精力湯裡面原本就富含酵素，另一方面則是精力湯已經先把食物攪碎，喝到口中再咀嚼一下，很快就能與唾液混合，當然也容易消化吸收。

除了有利消化吸收，細嚼慢嚥不只更能仔細品嘗出食物滋味，還有很多好處，像是幫助減重、控制血糖、預防疾病、養顏美容，還可以促進大腦皮層血液循環、活化腦力等。不過，對忙碌的現代人來說，細嚼慢嚥是一門功課，我也仍在學習。偶爾感覺胃脹氣或不舒服時，就知道身體在提醒我又忘了細嚼慢嚥。

我們如何對待自己的身體，身體遲早都會反映出來。只要用點心，培養一些良好的飲食習慣，就能不費力的養生，還有什麼比這更划算的事呢？

18:30-20:00
晚餐時間

- 精質晚餐
- 食材準備與整理
  - 蒲燒鰻魚鮮蔬飯
  - 壽喜燒鍋
  - 毛豆蔬菜炒蝦仁
  - 清蒸鮮鮑魚
  - 燒酒蝦
  - 芝麻牛蒡
  - 紅燒豆皮
  - 滷豆干

精質晚餐

　　為了避免增加消化器官的工作，讓無法消化吸收的營養累積在體內變成毒素，我家的晚餐通常都吃得相當簡單。但簡單並不代表隨便，我仍會講求營養均衡與美味。其實，只要有好的工具與食材，就能快速烹調出健康又美味的晚餐。

　　知名的免疫專家、抗癌藥物研發專家近來都紛紛大推蔬菜湯，其實我的精力湯也包括各種蔬菜湯。我與先生經常做的晚餐，就是在昆布高湯中加入各種蔬菜或菇類，例如，洋蔥、番茄、胡蘿蔔、高麗菜、玉米筍、香菇、黑木耳、綠色蔬菜等任何喜愛的食材，最好各種顏色都有，這樣就是一道好湯。如果湯裡再加點豆腐、魚片或肉片，或額外再加一道蒸魚，配上五穀飯，就是色、香、味俱全又營養豐富的一餐了。天冷的時候，熱騰騰的豆漿火鍋也會讓全家身心溫暖，當然我們的火鍋料都是天然新鮮食材，盡量減少加工品。

　　為了節省下廚的時間，也避免不留神焦鍋、溢鍋或忘了關火的麻煩和危險，我愈來愈喜歡多功能、不用看火的智能化家電。例如，我的防疫神器粉漾壺，除了煮水、燙蔬菜、做各種防疫茶湯、做優格，我也常用它來做晚餐。只要用中間的燉盅煮飯、外面加水煮湯，湯煮好再放入青菜汆燙一下，就能輕鬆完成一飯、一湯與一菜，非常適合單身族群或小家庭。

　　蒸燉鍋也是這個概念，下班回到家把準備好的食材從冰箱拿出來放進雙層鍋裡，便可同時燉湯、煮飯、蒸魚，還可以利用蒸煮的時間梳洗一下，輕輕鬆鬆吃晚餐。

　　事先做好計畫、採買好食材，加上簡單好用的工具，做一頓精質晚餐就是這麼簡單！

　　我在《吃對全食物（下）》介紹了多道我常做的料理，都是以少油鹽、少煎炸烤的烹調方式，盡量保留食物的原味與營養。多年來，我一直秉持這樣的原則做菜，也持續學習或創造更多對身體有益的菜色，後文會與大家分享幾道我的私房健康食譜。

🕐 食材準備與整理

　　每天吃完晚餐、清洗碗盤後，我都會檢視一下冰箱，看看需補充哪些食材，以及哪些食材應該盡快用掉，並為隔天的三餐預做準備。從多年的實做中，我已建立一套適合我的系統化食材管理與保存方法。我認為方法一定要簡單，才容易貫徹執行。

　　我的做法是用保鮮效果好的保鮮盒，將蔬果與各種生、熟食材分門別類放在冰箱和冷凍櫃固定位置。如此可以一次洗好三至五天分量的蔬果，也很容易找到食材與檢查分量，尤其冷凍櫃的食材檢

視不易，一定要分類存放。

　　例如，冷凍櫃的第一個抽屜，我放的是小魚、蝦米、蝦皮、干貝等配料類食材；第二個抽屜放的是煮熟按分量裝盒的黃豆、黑豆、銀耳、黑木耳及冷凍桑葚、樹葡萄等豆穀漿和精力湯的食材；第三個抽屜是冷凍蔬菜、豆製品和包子饅頭；第四個抽屜是肉類；第五個抽屜是魚類；第六個抽屜是堅果和種子類。

　　每天晚上，我只需快速瀏覽一下，就知道是否該泡銀耳、豆子、昆布等，又該把哪些食材從冷凍櫃拿出來退冰。有了這套方法，就能確保家裡隨時都有可用來烹煮的食材，自然也會減少外食的機率。更詳細的食材清洗、管理與保存法，可參見《吃對全食物（上）》。

　　每次把食材準備、整理好，一盒盒放進冰箱的時候，我都會有一種開心與滿足感。像是某天我在檢視冰箱時發現有好多鷹嘴豆，想到可以用來代替豆穀漿裡的南瓜，便立刻把鷹嘴豆泡水，準備隔天早上煮熟後分盒包裝冷藏，也放進午餐便當裡做為配菜。

　　我也同時想著如何料理鷹嘴豆：可以和其他幾種豆一起煮成咖哩、可以和煮熟的番薯一起打成泥當吐司抹醬、可的以用紅燒的方式來煮……，光是鷹嘴豆就能做出這麼多變化，它蛋白質含量很高，八種人體必需的胺基酸都具備，低脂、高營養，對身體非常好。我只是想著這些內心就很歡喜，晚上也帶著這樣的歡喜安心入眠。

　　我是個非常重視在家飲食的人，食材對我來說當然是重要的夥伴，也因為我深信，人是靠食物才會得到健康，而不是靠藥物。因

此我花很多時間與食材相處，用心去了解它、處理它、保存它、料理它。我從三十年前先生罹癌後就開始這麼做，也從實踐中累積經驗，終於掌握到最適用的方法。

對剛起步的人來說，可能會覺得有點困難，但根據我自己與許多讀者的經驗，我建議所有想嘗試全食物飲食的人 —— 做就對了！畢竟每個人家中人口、飲食喜好、做菜的方法都不一樣，你可以參考《吃對全食物》與本書提供的原則，去嘗試、調整、變通，再歸納出自己的方法，這樣才可長可久。

建立一套系統化、簡單易行的食材管理方法後，你還可以鼓勵家人一起做，如此一來，備餐就不會只是你一個人的事，還能增進家人之間的情感。我就把這套方法教給了先生，並且讓他獨當一面負責早餐的精力湯和豆穀漿，因為很有條理、簡單易行，他很快就得心應手，也從中得到很大的成就感。現在夫妻倆一起準備餐點，成為退休後、尤其是疫情期間最快樂的事，兩人有說有笑，一會就完成了一餐，用餐時互相品評讚美對方的創意和手藝，其樂融融！

我一直認為，就像狩獵原本就是動物生存的本能，烹飪也應該是人生存的本能，只是許多人都遺忘了。對我來說，烹飪是件非常療癒的事。烹調過程中看見的食材、聞到的味道，已讓你的大腦向腸胃發出準備消化食物的訊息，也難怪我們常覺得自己煮的食物特別好吃。我相信只要肯嘗試，假以時日，你一定也能找到屬於你的簡單方法，跟我一樣，從問題中找到方法，更進一步變成一種樂趣。

蒲燒鰻魚鮮蔬飯

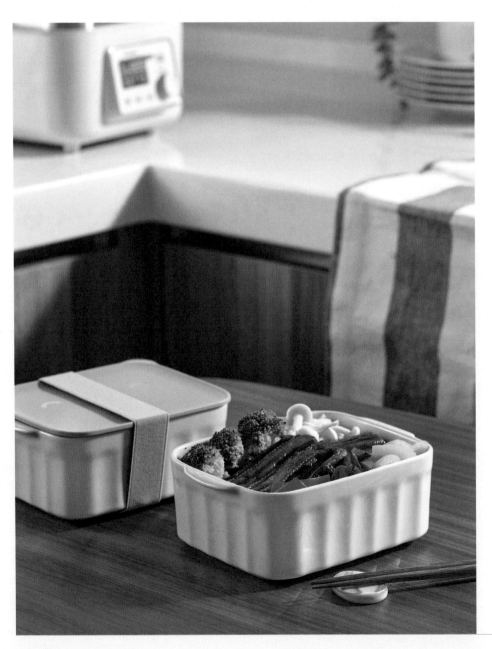

食材

1 已調理之冷凍蒲燒鰻　適量
2 青花菜　適量
3 紅椒　1/2 顆
4 黃椒　1/2 顆
5 美白菇　適量
6 黑木耳　適量
7 五穀飯　適量
8 橄欖油或苦茶油　適量
9 鹽　適量

做法

1 將五穀飯放進瓷盤、鋪平，放上已解凍切好的蒲燒鰻魚片。
2 蔬菜洗淨，切成適口大小，排放在鰻魚片周圍，淋上少量橄欖油或苦茶油，撒上適量鹽。
3 用蒸燉鍋蒸 10～12 分鐘。也可用電鍋，外鍋加 3/4 杯水；或將蒸架置於炒鍋，水燒開，大火蒸 10～12 分鐘。

Tips

　　用冷凍熟食自行加料烹調是省時省力的自煮方法，既可以吃到專業料理的美味，又可自行增減食材配料，以符合自身營養需求。蒲燒鰻就是我家冰箱常備救急食材之一，只要一道工序，飯、菜、魚一起上桌，而且擺盤美麗、營養均衡、色香味俱全，再來個簡易的海帶芽豆腐味噌湯，就更完美了。做味噌湯可加點開陽（乾蝦米），既美味，又可以多補充一點鈣質。

　　冷凍牛肉麵也是冰箱常備食材，懶得大動干戈時，只要先解凍，加些洋蔥、番茄、大白菜、白蘿蔔、凍豆腐，倒些水稀釋鹹度，就是營養豐富又美味的一餐。

❖ 蒲燒是指魚切開並剔骨後，淋上以醬油為主的甜辣醬料去燒烤的日式料理方式，特別適合鰻魚。
　蔬菜最好選擇煮熟所需時間相近的，以免有些過熟、有些不熟。

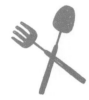

壽喜燒鍋

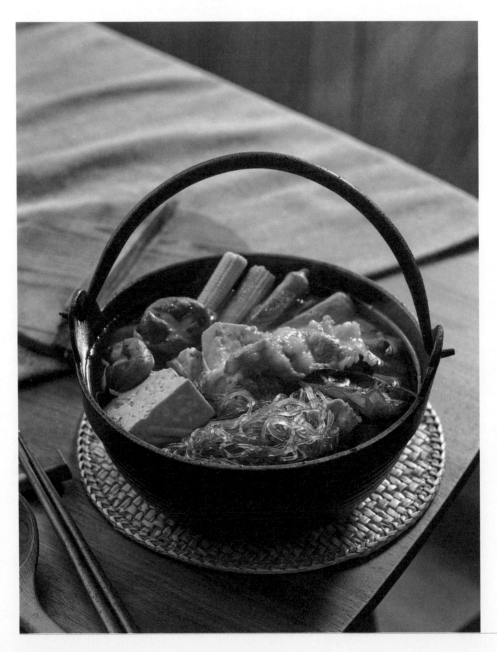

(3~4 人份)　(10 分鐘)　(蛋白質)

食材

1 火鍋肉片（牛、羊、豬皆可，　　適量
　視個人喜好）

2 豆腐或豆皮　　　　　　　　　適量

3 洋蔥　　　　　　　　　　　　1/4 個

4 蔬菜（大白菜、高麗菜、玉米筍、
　秋葵、黑木耳、香菇等各類隨選）　適量

5 粉絲或烏龍麵　　　　　　　　適量

6 橄欖油或苦茶油　　　　　　　適量

7 全蛋液　　　　　　　　　　　適量

8 醬油　　　　　　　　　　　　100 毫升

9 味醂　　　　　　　　　　　　100 毫升

10 清酒　　　　　　　　　　　　100 毫升

11 昆布高湯　　　　　　　　　　150 毫升

❖ 壽喜燒調味醬汁的食材是等比例的醬油、味醂、清酒、和水，但我通常不加酒，還會減少醬油和味醂的用量，並用高湯補足。

做法

1 蔬菜洗好、切好備用。

2 在寬底湯鍋倒一點橄欖油或苦茶油，放入洋蔥炒香。

3 倒入拌勻的調味料和昆布高湯。

4 放入蔬菜、豆腐，煮滾後就可以上桌，置於瓦斯爐或電磁爐上。

5 輕涮肉片或豆皮，熟了馬上取出沾蛋液享用，千萬別把肉片煮太久變老。

6 若喜歡吃粉絲或烏龍麵，可以用另一鍋水煮熟，撈起，再加進壽喜燒鍋中，以免影響湯汁味道或吸乾湯汁。

Tips

壽喜燒可以說是日式火鍋，吃膩了中式火鍋，變換一下口味也不錯。日本人吃壽喜燒是配白飯，由於肉或豆腐、蔬菜直接從鍋中取出，溫度很高，所以沾蛋液食用。不敢吃生蛋的人可以省略，等溫度稍降再吃即可。由於是配白飯，所以日式壽喜燒醬汁味道較濃，我喜歡加昆布高湯沖淡醬汁濃度，既可以增添湯汁的鮮美，也多了營養。

毛豆蔬菜炒蝦仁

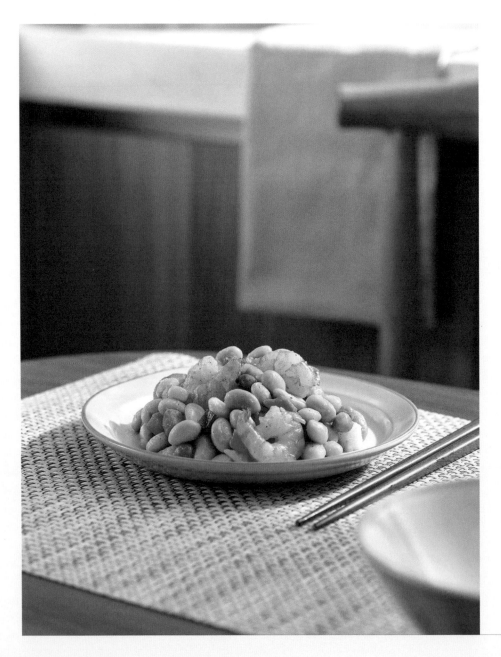

（2 人份）（10 分鐘）（蛋白質）

食材

1	蝦仁	適量
2	冷凍毛豆	適量
3	冷凍什錦蔬菜	適量
4	米酒	1 湯匙
5	薑末	適量
6	蔥末（或洋蔥末）	適量
7	胡椒粉	適量
8	鹽	適量

做法

1 蝦仁加 1 茶匙鹽抓一抓，洗去黏液；沖好水 3 分鐘，瀝乾，用廚房紙巾吸除水分；將蝦仁加米酒 1 湯匙，拌勻，備用。

2 以 1 湯匙油加薑末用中大火將蝦仁炒至變色，加鹽及胡椒粉，起鍋備用。

3 鍋內放少許油，加蔥末（或洋蔥末），略炒香，放入毛豆及冷凍蔬菜，加一點水，煮至蒸氣冒出，加適量鹽，並將蝦仁倒入，翻炒一下即可起鍋。

Tips

1 蝦仁注意新鮮度、無添加硼砂。

2 我喜歡在動物性蛋白質食物中添加毛豆、黑豆、黃豆等植物性蛋白質，以避免攝取過量動物性蛋白質。2020 年《美國醫學會內科醫學期刊》（*JAMA Internal Medicine*）發表追蹤了 41.6 萬名受試者 1995～2011 年共十六年飲食習慣的研究結果，發現如果飲食中 3% 動物性蛋白質以豆類等植物性蛋白質來取代，可以顯著降低 10% 的死亡風險；取代雞蛋能降低男性 21%、女性 24% 的死亡風險；取代肉類則能降低男性 13%、女性 15% 的死亡風險。

3 加入蔬菜不僅更健康，也增加更豐富的口感和更多元的營養。我常用這個方法讓家人能吃到足量的蔬菜。

❖ 冷凍什錦蔬菜通常有胡蘿蔔、豌豆、玉米、毛豆，有些有馬鈴薯、小四季豆。

清蒸鮮鮑魚

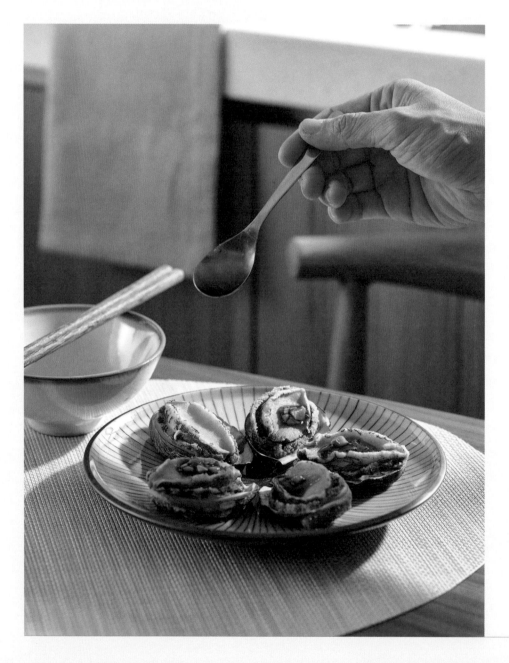

2~3
人份

8
分鐘

蒸燉鍋

食材

1 鮮鮑魚　　6 個
2 鹽　　　　適量

做法

1 用牙刷沾一點鹽將鮑魚周邊黑色部分和外殼刷洗乾淨。
2 取下鮑魚綠色內臟和嘴，在鮑魚表面斜切十字形刀紋。
3 將切好花紋的鮑魚放回殼中，表面抹點鹽，放入蒸燉鍋白瓷盤中，按功能鍵選擇「蒸」，設定 5 分鐘，時間到，再燜 3 分鐘即可。

Tips

　　過去總認為鮑魚又貴又難料理，一定要花大錢去餐廳吃，後來發現精品超市有販售冷凍鮑魚，價格還合理，清洗也滿簡單，用蒸燉鍋控溫精準，也不會蒸出許多水，家人讚不絕口，請客賓主盡歡，真是既簡單又討喜。

❖ 可吃原味或用少許油加薑、蔥燒熱淋上；沾蒜蓉醬、海鮮醬料也很好吃。

燒酒蝦

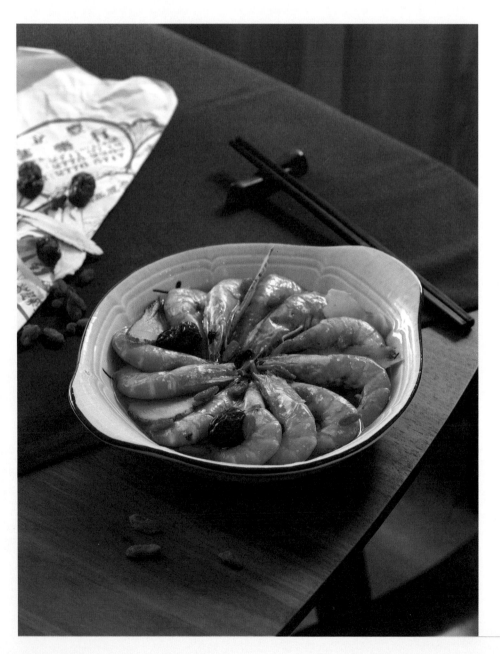

（2~3 人份）（30 分鐘）（蛋白質）

食材

1 新鮮或冷凍白蝦或草蝦　半斤
2 燒酒雞（蝦）中藥包　1 帖
3 薑　適量
4 紅棗　適量
5 枸杞　適量
6 料理米酒　100 毫升
7 好水　800 毫升

做法

1 蝦洗淨，剪去鬚腳、挑除腸泥，備用。
2 紅棗洗淨，外皮劃兩刀。
3 中藥包或藥材沖洗一下，加薑和 800 毫升水煮滾，轉小火煮20 分鐘。
4 將蝦、紅棗放入鍋中，當蝦顏色轉紅，倒入米酒，蓋上鍋蓋煮滾，加枸杞略煮後起鍋。

Tips

　　市面販售的燒酒蝦很多都先煎過，油較多，過度加熱也會影響蛋白質的品質。紅棗不要久煮，枸杞起鍋前才放，以免營養流失。

　　這道料理既簡單，又能夠保持蝦肉的細嫩與鮮甜，一菜兩吃，既可以當菜又可以當湯，湯頭也很營養滋補，日常食用或宴客兩相宜。

芝麻牛蒡

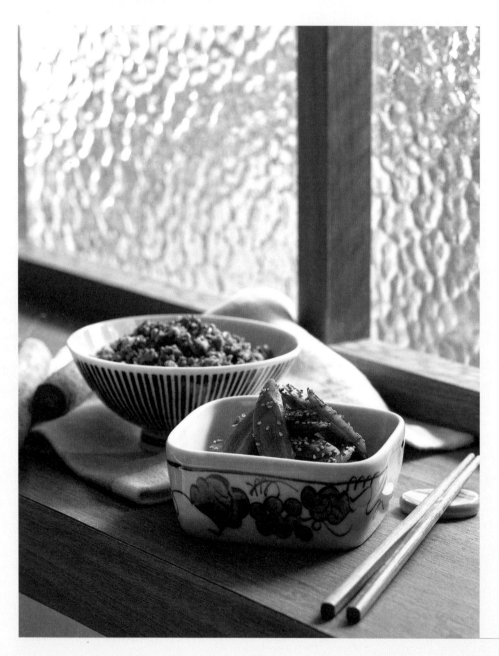

(**2** 人份)　(**40** 分鐘)　(粉漾壺)

食材

1	牛蒡	1/2 根（約30公分）
2	味醂	1 茶匙
3	醬油	1 湯匙
4	烏醋	1/2 茶匙
5	糖	1 茶匙
6	鹽	1/4 茶匙
7	好水	120 毫升
8	白芝麻粒	適量

做法

1 牛蒡用橘寶浸泡後沖洗乾淨，再以蔬果刷刷淨外皮，斜切成薄片，為防止變色，可備好水，邊切邊泡水。但勿浸泡超過 15 分鐘，以防營養流失。

2 將切好的牛蒡放入粉漾壺，添加調味料及水，按花果茶鍵（10 分鐘），鳴笛響後可再浸泡 30 分鐘，以更入味。

3 取出煮好的牛蒡，盛盤，撒上白芝麻粒即完成。

Tips

這道小菜的特色在於兼顧方便快速與營養美味。

有東洋人參之稱的牛蒡，膳食纖維豐富，又含有多種多酚類植化素，能提升肝臟代謝和解毒功能。牛蒡的甜味來自於皮下內側，同時牛蒡外皮中的皂苷具有減重功效，麩胺酸含量更比中心多了一點六倍，所以烹調時不要削皮，刷洗乾淨即可。為了方便、避免營養流失，不切細絲或刨絲，也不長時間烹煮。

撒上白芝麻粒不僅賣相好、口感豐富，更增添多種礦物質營養。

紅燒豆皮

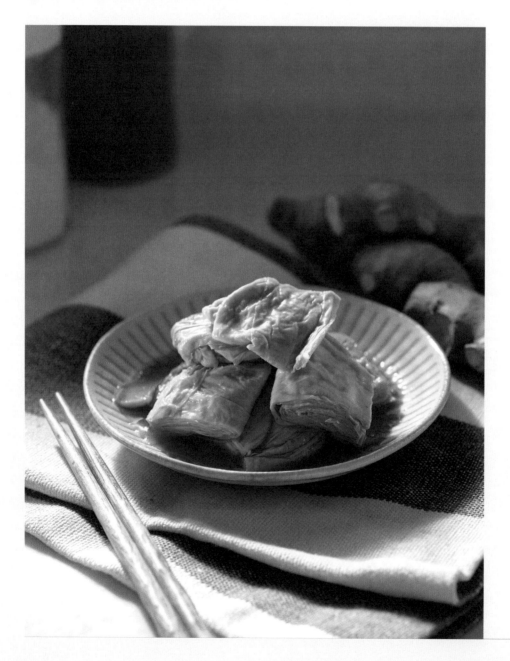

（2~3 人份）　（10 分鐘）　（粉漾壺）

食材

1　未油炸之生豆皮　　3 張
2　薑片　　　　　　　適量
3　素蠔油　　　　　　1 湯匙
4　味醂　　　　　　　1 茶匙
5　烏醋　　　　　　　1/2 茶匙
6　鹽　　　　　　　　1/4 茶匙
7　好水　　　　　　　90 毫升

做法

1　豆皮一切為四，放入粉漾壺。
2　放入薑片，添加調味料及水，按花果茶鍵（10 分鐘），鳴笛響後即可盛盤。

Tips

　　豆皮是豆漿加熱後，凝固在表面的薄膜，加工層次少，每 100 公克的蛋白質含量高達 25.3 公克，維生素 B_6 及其他礦物質含量也較高，是素食者很好的植物性蛋白質來源。

　　不過豆皮熱量不低，每 100 公克約 200 大卡，所以我都選購未油炸的生豆皮。而一般坊間或家庭紅燒豆皮都會先乾煎再紅燒，豆皮會吸進較多油，也會增加發炎物質，所以我直接放入壺中以水紅燒，並且設定時間，避免燒焦，也避免燒過頭糊爛，口感不佳。

滷豆干

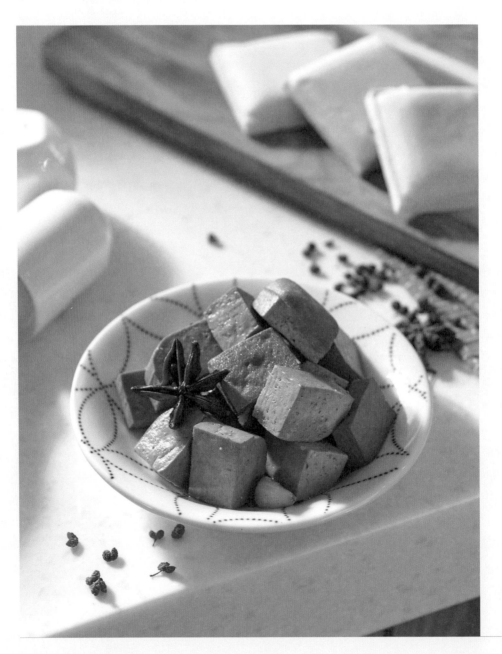

（2人份）（60分鐘）（粉漾壺）

食材

1　白色原味有機豆干　1 包（4 塊）

2　醬油　2 湯匙

3　味醂　1 湯匙

4　糖　1 湯匙

5　鹽　1/4 茶匙

6　蒜瓣　適量

7　八角　1 顆

8　花椒　1 湯匙

9　好水　180 毫升

做法

1　把每塊豆干切成 6 或 9 小塊，放進粉漾壺。

2　接著添加調味料及水，按花果茶鍵（10 分鐘）。

3　鳴笛響後等 15 分鐘，再按 1 次花果茶鍵（10 分鐘）。

4　重複做法 3，鳴笛響後即可盛盤。

Tips

　　我喜歡自己滷豆干，從選料到烹煮都可以自己掌控。市面上的豆製品多數都用大宗的飼料級黃豆製作，白色原味有機豆干選用食品級非基因改造黃豆製成，這種黃豆的蛋白質含量可達 40% 以上，比飼料級黃豆高出將近 25%。食品級非基因改造黃豆採自然農法栽培，在運送過程中，不添加抑菌劑或抗氧化劑，吃起來營養美味又安心。

　　分次加熱可以讓豆干更入味，尤其用粉漾壺可定時、免顧火，省時省力。喜歡吃辣的人可以改加辣椒，我則喜歡花椒特殊的香氣。

20:00-21:00
運動時間

- 把握黃金時間動一動
- 運動讓你養肌凍齡
- 有氧運動
- 肌力訓練
- 伸展運動
- 其他運動

把握黃金時間動一動

對朝九晚六的上班族來說，晚餐後 1 小時、睡前 1.5 小時，這段時間是運動的黃金時間。因為晚上運動能幫助食物更快的消化，讓脂肪不會囤積在體內，瘦身效果最好。同時經過一整天的各種活動，肌肉、關節都已經充分甦醒、潤滑，柔軟度和靈活度比早上提升 20%，運動傷害的風險更小。運動可以幫助大腦分泌腦內啡，一整天累積的負面情緒、壓力，都可以在運動過程中盡情釋放，還能幫助身體紓壓，使交感神經與副交感神經作用更趨平衡。

很多人擔心晚上運動會影響睡眠，不過目前已有研究證實，夜間運動其實可以促進睡眠，不會影響睡眠品質，前提是進行中強度而非高強度運動，而且在睡前 1.5 小時完成。

關於最好的運動時間，有人喜歡大清早運動，但清晨因為身體剛甦醒，肌肉處於僵硬狀態，跑步容易疼痛、造成關節傷害，建議以健走取代跑步；同時清晨空腹也不適合做高強度運動，建議做緩和、低強度運動。傍晚是運動最佳時刻，因為體溫較高、肌肉彈性最好，運動成效好，也不容易受傷，適合做高強度運動，例如重訓。但多數人這時候要不是還在辦公室忙，就是在回家途中，或者忙著接小孩、準備晚餐。對我來說，最好的運動時間是「能讓你持之以恆的時間」，因此晚餐後這段時間成為我的首選。

運動讓你養肌凍齡

　　我從小就不愛運動，所以體能很差，肌肉也軟趴趴，十足的「肉咖」。40 歲開始追尋健康後才接觸體適能，發現適度的運動真的能改善體能和體態。世界衛生組織建議所有成年人（18 歲以上）每週至少要有 150 分鐘中等強度、或每週至少要有 75 分鐘高強度的有氧身體活動。

　　肌肉和大腦一樣都是用進廢退，愈用愈發達，不用就會衰退。尤其隨著年紀增加，我發現運動的時間也需要增加，才能平衡或減少體能退化。因為從 30 歲開始，人體肌肉量每年約減少 1 ～ 2 %，60 歲以後，減少的速度更快，而不論是肌肉質量、力量的減少，或是功能的衰退，都會影響到我們身體的平衡及生活自主能力。

　　所以我為了老後的自主行動力，從 65 歲開始增加運動時間，發現正符合世界衛生組織給 65 歲以上銀髮族的建議：為獲得更多的健康效益，應增加有氧活動量，達到每週 300 分鐘中等強度、或每週 150 分鐘高強度有氧活動，或中等和高強度兩種活動達到等量的組合。每週至少應有三天進行增強平衡能力和預防跌倒的活動，兩天進行大肌群參與的增強肌肉力量的活動。

　　運動強度（Intensity）是指運動時身體的緊張程度和肌肉的收縮程度。一般進行高強度運動時，心跳速率會更快，所以運動強度是以心肺負荷來區分，而心肺負荷是以每分鐘心跳率來計算。

▶ 高強度運動：最大心率的 70% 以上

▶ 中強度運動：最大心率的 50～70%

▶ 低強度運動：最大心率的 50% 以下

計算最大心跳率最簡單的方法就是「220－年齡」，例如 60 歲的人最大心跳率就是 220 － 60 ＝ 160，也就是每分鐘 160 下，所以心跳達到 112 下（160 × 70% ＝ 112），理論上就達到高強度運動，但真正的運動強度，還要取決於個人的年齡、體能與健康現況。

🕐 有氧運動

所謂「有氧運動」是指全身大部分肌肉同時規律性的活動，而且時間需持續 20 分鐘以上，主要目的在使心臟、肺臟、循環系統保持最佳狀態，讓人覺得充滿精力，例如慢跑、打網球、有氧舞蹈、打高爾夫球（不坐車）、騎自行車、游泳。大部分人經常做的運動，像走路、瑜伽、社交舞、登山，都屬於低強度有氧運動。

1 快走

利用跑步機快走是最方便的有氧活動。不僅風雨無阻，還可以

設定時間和速度。走路時速維持在 5～6 公里，燃燒脂肪的比例最高（體脂肪率正常值：男性 15～25%、女性 20～30%），也是走路瘦身的最佳速度。

如果一開始覺得有點勉強，可以從時速 4 公里開始，每天時速增加 0.2 公里，很快就能適應這個強度。如果身體或關節無法負荷，時速 4～5 公里不僅安全，也能加強心肺功能，訓練腿部大肌肉群。每次快走 30 分鐘，如果時間不夠，10 分鐘也行。有研究實測，每天快走 10 分鐘效果遠勝走 1 萬步，並對降低糖尿病、心血管疾病及部分癌症更有效。

走的時候要盡量跨大步伐，感覺到臀部以及大腿的肌肉都有被牽動，踏出時要腳跟先著地，然後把重心移到腳掌處。我們透過正確的快走姿勢來運動，非但不會傷害到膝蓋，還可以讓燃燒熱量的效果更好。我還會利用走跑步機的時候調整姿勢，注意抬頭挺胸縮腹夾臀，盡量不讓彎腰駝背的壞習慣故態復萌。 當然，運動前 3～5 分鐘的熱身和運動後 3～5 分鐘的伸展也很重要。

2 超慢跑

如果你不想犧牲追劇、看電視的時間，可以試試這幾年很紅的超慢跑，一邊原地跑步、一邊看電視。

超慢跑其實就是用非常慢的速度來跑步，很適合運動新手、跑步初學者、年長者等沒有運動習慣的人來嘗試。超慢跑的時速約 5～

6 公里，與健走的時速其實差不多，這速度也稱為「微笑速度」，因為可以邊跑邊微笑或是邊跑邊聊天。

簡單來說，這種慢跑強度低、速度慢、步幅小，藉由這種步幅比跑步更小、能量消耗也比跑步低的運動，可以將運動強度控制在個人乳酸閾值之下，讓人能跑更久，也比較不容易感覺疲累、痠痛，藉此達到燃燒脂肪、改善心肺功能的效果。

超慢跑的要領如下：

1 步幅小、步頻快，以 1 分鐘 180 步為度。可以在手機下載節拍器 App，調整為 180 bpm，選擇 2 拍，跟著節拍器跑，就很容易掌握節奏。

2 跑時前腳掌先著地，腳跟再落地。採用前腳掌著地的跑法，承受的衝擊力只有腳跟著地跑法的 1/3。

3 膝蓋微彎，如注音符號ㄍ字型，可以減輕膝蓋壓力。

4 縮腹夾臀，鞏固核心肌群，落腳要輕，最好聽不到腳步聲（見下頁圖 54）。

「超慢跑」講求的是持續度，以不痠、不痛、不累、不喘為原則。一開始每天 10 分鐘，隔週延長至 20 分鐘，循序漸進、持之以恆就可以保持健康。如果想要瘦身，建議每天至少超慢跑 30 分鐘，跑足 1 小時效果更好。隨著功力增加，時速可以逐漸加快到 7 公里。

　　超慢跑可以在室內原地跑，也可以到室外跑。如果夫妻、家人一起跑，還可以邊跑步邊聊天，增進情感交流。相較於快走，超慢跑消耗的能量更多。因為「跑」會有兩腳同時離地的期間，「走」則會有單腳支撐，所以「跑」所需的肌力和衝擊力更多，消耗能量比快走多二、三成。

　　超慢跑屬於全身性運動，可以提升我們的體能以及心肺功能，能夠運動到的肌群比走路還要多，運動強度也剛好介於燃脂區間。

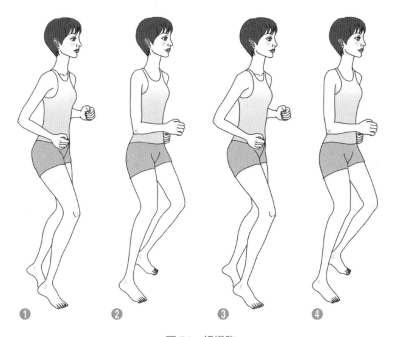

❶　　　　❷　　　　❸　　　　❹

圖 54　超慢跑

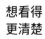　請掃描 QR Code 觀看「有氧運動・超慢跑」示範影片。
更清楚　https://lihi1.com/EoDXe

有專家認為，超慢跑能有效降低血壓，幫助預防乳癌、大腸癌、心血管疾病、糖尿病及骨質疏鬆，是很適合一般女性以及銀髮族的運動，就算是 80、90 歲也都能這麼跑。

超慢跑簡單、不累，容易持之以恆，消體脂效果看得見，我一試就愛上，超推薦。

🕐 肌力訓練

銀髮族最怕的就是肌肉流失，泡芙族養肌更是重中之重，倘若你不只想消脂，也想養肌，那就先做肌力訓練，再做有氧運動，例如走路、慢跑、瑜伽，這樣會比只做肌力訓練或有氧運動更能促進蛋白質合成。

肌力訓練以核心肌群訓練 C/P 值最高，既可以促進平衡感及穩定性，還能緊實小腹、鍛鍊腹肌線條，除了能增強肌力，避免受傷及疼痛，也可以提升基礎代謝率。每次只要做 10 分鐘，達到出汗的程度即可。目前網路上有許多鍛鍊肌力的短片或 App 可以跟著練習，選擇適合自己的，例如深蹲、棒式、伏地挺身、仰臥起坐，循序漸進練習就可以了。

通常我會先熱身，做完肌力運動再做有氧運動、拉筋等伸展運

動。不過運動要量力而為，時間也不宜太長，每週 5 次，每次 45～
60 分鐘最好，時間過長或過度激烈，反而會增加自由基和體脂肪。

　　接下來介紹幾個我常做的腹部核心運動，這一組五式核心運動
不僅安全、效果好，而且簡單、容易做，我每晚每式做 1 分鐘，很
快就感覺到核心有力，最棒的是身形亦有改善，你不妨試試看。

1 捲腹

功效

　　這個動作能鍛鍊上腹部的腹直肌，即俗稱的馬甲線。改良傳統
仰臥起坐的起身角度與手擺放的姿勢，不易傷到頸部肌肉和腰椎，
能正確鍛鍊腹部肌肉，而不是髖部附近的肌群。

步驟

1　躺在瑜伽墊上，雙手平放身側，雙腳彎曲成90度，腳掌貼地面（見
　　下頁圖 55-❶）。
2　先吸氣，然後邊慢慢吐氣，邊用腹部肌肉把上半身微微帶起，腰
　　椎不要用力，下背不要離開地面。
3　手掌接近小腿位置，停留 2 秒；或手掌放大腿上，捲腹起身時，
　　雙手往上觸摸接近膝蓋，停留 2 秒（見下頁圖 55-❷）。
4　邊吸氣，邊躺下到肩膀落地（想像脊椎一節、一節接近地面）。

建議次數

每組 15〜20 下，每次 3 組，或持續做 1 分鐘不休息。如果過一段時間，腹肌增強，可以試試肩膀不落地。

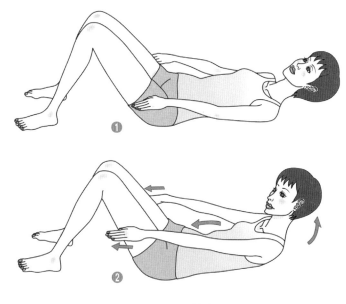

圖 55　捲腹

2 仰臥抬腿

功效

　　這個動作能鍛鍊下腹，超級簡單又大有功效，優點是不會讓背部受傷，又可強化核心及腹部肌群，對臀部肌肉也有效果。

想看得更清楚	請掃描 QR Code 觀看「肌力訓練・捲腹」示範影片。 https://lihi1.com/hCBB1	

1 仰臥平躺在瑜伽墊上，雙腿屈膝預備，手放身體兩側協助平衡身體，頭部、背部貼緊地面，注意收下巴，不可折頸。

2 吸氣，用腹部力量抬起雙腿，與地面角度不可超過 45 度，太高則無效果，會感覺腹部很緊繃，要注意臀部不可晃動，膝蓋不可彎曲，保持 20 ～ 30 秒，自然呼吸（見圖 56）。

❖ 雙腿放下時，不要觸及地面，讓腹部持續保持緊繃感，放慢速度倚靠腹肌力量來控制。

建議次數

每次 3 組，如腹肌持續增強，可嘗試停留 1 分鐘。

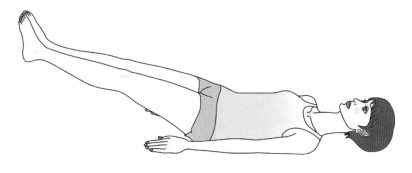

圖 56　仰臥抬腿

| 想看得
更清楚 | 請掃描 QR Code 觀看「肌力訓練・仰臥抬腿」示範影片。
https://lihi1.com/648ss | |

3 棒式

功效

　　棒式（Plank）是訓練核心肌群的最佳動作，而且連肩膀、胸部、背部、腿部的肌肉都可以訓練到，有效改善駝背，加強身體平衡，是相當全面性的動作。

步驟

1　俯臥在墊子上，雙腳與肩同寬，微微打開，手肘撐地。

2　用肚子及腿部的肌肉將身體撐起，用雙手的手肘和腳趾支撐身體重量並保持呼吸。

3　肩胛骨收緊，臀部夾緊，肚子收緊，視線向下看，大腿出力，腰部不要往下掉，注意臀部不要過高，成一直線

4　全身出力，試著維持 30 秒，休息 30 秒之後，再做下一組（見下頁圖 57）。

❖ 若無法支持太久，建議先做 5 秒，隨體能逐步增強再延長時間。可以的話，維持 1 分鐘。

建議次數

建議每次 30 秒，做 3 次，可以的話，延長到 1 分鐘，做 1 次或 2 次。

| 想看得更清楚 | 請掃描 QR Code 觀看「肌力訓練・棒式」示範影片。
https://lihi1.com/8Arip | |

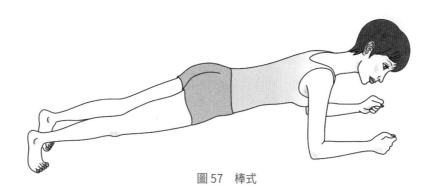

圖 57　棒式

4 交叉捲腹

功效

這個動作能鍛鍊不常練到的腹外斜肌，加強側腰的完美曲線。

步驟

1　仰躺在瑜伽墊上，膝蓋彎曲成 90 度，慢慢抬起小腿，使小腿與地面平行，手輕放耳朵兩側，或輕扶著後腦勺，千萬不要用手將頭硬往前拉。

2　用腹部力量抬起上半身，向右扭轉，同時抬起右膝，用左手肘盡量靠近右膝，並伸直左腿（見下頁圖 58-❶）。要訣是注意上半身的旋轉，專注動作的正確性，回正穩定後換邊進行，左右完成算 1 下。

❖ 過程中保持正常呼吸，注意腿部皆為懸空，要用核心肌群的力量撐住。動作控制得愈慢愈是安全，也更能達到鍛鍊效果。

建議次數

1 組可依能力做 10～20 下，1 次做 2～3 組，每組間隔 1 分鐘。

熟練後亦可一口氣持續做 1 分鐘後再休息。

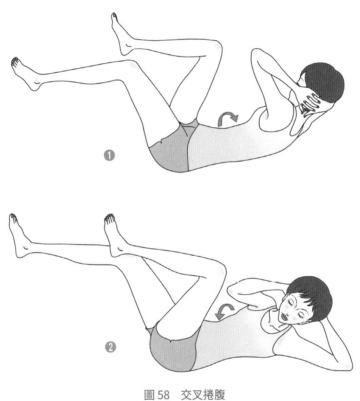

圖 58　交叉捲腹

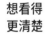 想看得 更清楚	請掃描 QR Code 觀看「肌力訓練・交叉捲腹」示範影片。 https://lihi1.com/CNeAB	

5 橋式

功效

　　久坐的上班族容易因臀肌無力而導致骨盆前傾，引起腰痠背痛。橋式可以改善骨盆前傾，打開髖關節，減少坐骨神經的壓迫，舒緩背部疼痛，改善駝背等。一個動作可以同時刺激到臀部、腹部、大腿肌群，增強肌力和柔韌性，同時也是最有效的翹臀訓練。

步驟

1　平躺屈膝腳掌踩地，小腿與墊子成 90 度，雙腳約與髖部同寬，膝蓋微微向外，雙手手掌朝下置於體側，背平貼地面，收緊肚子（見下頁圖 59-❶）。

2　先將骨盆微微上轉，然後將臀部抬起，再抬高下背，使身體呈一直線，撐住約 5 秒（見下頁圖 59-❷）；再慢慢將下背放下、臀部放下，骨盆放鬆，重複做 8～12 次。這樣的方式做橋式，肚子會更用力，臀部也會夾得更緊，效果更好，也不容易受傷。

3　還可嘗試進階版青蛙橋式：雙腳腳底板面對面貼合，膝蓋往外打開呈現如同青蛙腿般的姿勢（見頁 269 圖 60-❶），接著收緊腹部，臀部使力抬起屁股與下背，停 2～5 秒，再一節、一節放下，重複 8～12 次（見頁 269 圖 60-❷）。這個動作不僅能更緊實臀部肌肉，也能伸展髖骨、矯正骨盆，同時改善大腿邊的馬鞍肉，是臀部外擴者的救星！

❖ 做橋式或青蛙橋式的時候，可配合呼吸，吐氣時臀部往上，吸氣時背部脊椎一節、一節
　往下，有按摩脊椎的效果，非常舒服。過程中切記要用腹部、臀部與大腿肌肉出力，並
　且隨時收緊臀肌，才能確實達到效果。

建議次數

每個動作重複做 8～12 次。

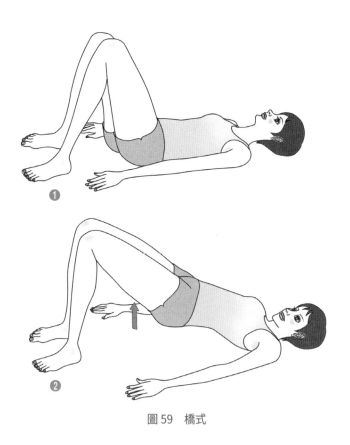

圖 59　橋式

想看得
更清楚　請掃描 QR Code 觀看「肌力訓練‧橋式」示範影片。
https://lihi1.com/Oqu8f

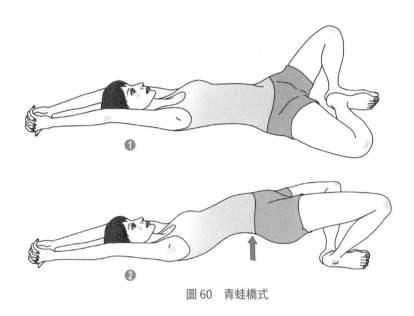

圖60　青蛙橋式

⏰ 伸展運動

　　做完核心和有氧運動一定要做伸展，尤其不喜歡小腹凸出的小腹婆和大腹翁，因為腹部之所以會凸出，是因為被重力壓扁的肌肉和下降的肋骨以及擠成一團的內臟，而不完全是脂肪，只要讓內臟和肋骨回歸原位，小腹就會自然消失不見，所以腹肌用伸展的方式來鍛鍊效果最好。

　　我會用靜態拉筋來伸展。拉筋拉的並不是我們俗稱「筋」的韌帶，而是肌肉本身，以及肌肉周圍的筋膜和肌腱，藉由這些動作的

特定角度，來增加肌肉的延展性和彈性。

　　拉筋不僅能有效排解肌肉的廢物和水分，還能夠雕塑體態，改善不良姿勢，幫助身體放鬆和紓解壓力。尤其運動後肌肉正處於柔韌狀態，讓關節能輕鬆的伸展到最大極限，因此能提高身體柔軟度；還可以使心跳、體溫與血壓降回正常值，對於舒緩肌肉緊繃、加速清理乳酸很有效；也可以避免突然停止運動所產生的供血不足 。

　　做每個動作時切記要保持呼吸，盡量維持伸展拉筋姿勢，通常需要維持同一伸展姿勢至少 30 秒才能見效，最長不要超過 5 分鐘。

　　拉筋時可能會有點不舒服，但是絕對不要弄到會痛的情況，應該要有放鬆、舒緩的感覺才對。拉筋需要持之以恆，就算一天只做 3 分鐘，每天重複拉筋，也比久久拉一次筋好，肌肉的放鬆效果才可以維持。

　　接下來介紹幾個我常做的靜態拉筋伸展運動，這幾個拉筋伸展操可以讓全身緊繃的肌肉放鬆，睡前做最好，有助安眠，也減少腰痠背痛的機率。

1 腹肌拉筋

功效

　　這個動作除了有伸展效果，也能雕塑腹肌。

　　拉到的主要肌群有：外肋間肌、內肋間肌、腹外斜肌、腹內斜肌、腹橫肌、腹直肌。

步驟

1 腹部貼地趴在瑜伽墊上，手掌放在胸口兩側，雙腳與髖部同寬，腳背貼地（見圖 61-❶）。

2 雙手撐地，一邊吸氣、一邊抬頭，運用背部肌肉與手的力量撐起上半身，眼睛直視前方，手臂伸直。

3 接著肩胛骨往後，以胸部為中心，抬起上半身，眼睛看向斜上方並微微抬高下顎，維持這個姿勢，並保持深呼吸（見圖 61-❷）。

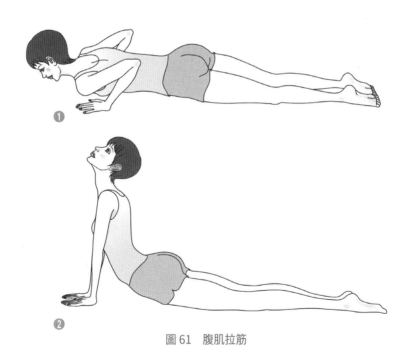

圖 61　腹肌拉筋

| 想看得
更清楚 | 請掃描 QR Code 觀看「伸展運動・腹肌拉筋」示範影片。
https://lihi1.com/ZEFnL | |

❖ 剛開始做腹肌拉伸時，就可以看到肚子當場變薄，而且在持續拉伸腹肌的過程中，會讓整個身體恢復到平衡的舒適狀態，不僅內臟能回歸到最佳的位置，也可以調整血壓和自律神經。

建議次數

這個動作每次耗時 30 秒～1 分鐘，建議做個 1～2 次。

2 嬰兒式

功效

這個動作可以放鬆與伸展背部、肩膀與髖部，瘦小腹。

步驟

1 跪坐在瑜伽墊上，上身挺直，將臀部貼合腳底，雙膝要微微張開（見下頁圖 62-❶）。

2 接著將上半身往前、向下貼近大腿，額頭盡可能碰觸瑜伽墊，雙手向前伸直，進行伸展，停留 30 秒～1 分鐘（見下頁圖 62-❷）。

建議次數

這個動作每次停留 30 秒～1 分鐘，建議做個 1～2 次。

| 想看得更清楚 | 請掃描 QR Code 觀看「伸展運動・嬰兒式」示範影片。https://lihi1.com/dXF5o | |

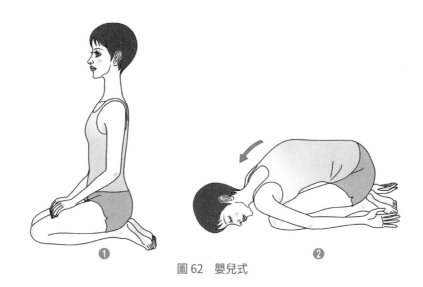

圖62　嬰兒式

3 心心相印

功效

　　這個動作是用手掌心貼住腳掌心，因而得名，可伸展腿部後側及後背肌肉群。我們腳底板有個腎經重要穴位叫湧泉穴，而我們手上的勞宮穴是心包經的大穴。中醫有個重要概念叫「心腎相交」，認為心屬火、腎屬水，上面的心火能夠讓下面的腎水不寒，下面的腎水能夠讓上面的心火不亢，這就是心腎相交、水火相濟。可是火的慣性是往上，水的慣性是往下，因此一般人多半是水火不交，導致上熱下寒的體質。這個動作，可以促進心腎相交、通調氣血。

步驟

1 雙腿伸直坐在瑜伽墊上，縮腹夾臀，上身往前（見下頁圖64-❶）。

2　雙手手臂伸直，手掌從腳掌上方貼住腳心，讓手心與腳底湧泉穴（見圖 63）貼合，盡可能將胸部貼近大腿，停留 30 秒～1 分鐘（見圖 64-❷）。

❖ 剛開始練習時，若柔軟度不夠，指尖無法碰觸到腳尖時不必勉強，以免過度拉扯肌肉而受傷，亦不可彎曲膝蓋，可停留原處，從髖關節處盡量往前伸展，這點很重要，時間久了，柔軟度即可改善。

建議次數

每次停留 30 秒～1 分鐘，可做 1～2 次。

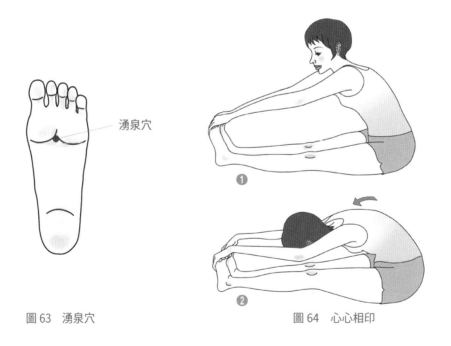

圖 63　湧泉穴　　　　　　　　　　圖 64　心心相印

想看得
更清楚　請掃描 QR Code 觀看「伸展運動・心心相印」示範影片。
https://lihi1.com/P9cJ9

4 束角式

功效

　　這個動作可以伸展大腿內側、頸部與背部肌肉，放鬆髖關節，緩解髖關節和膝關節的關節炎；促進骨盆腔的血液循環，緩解痛經；改善靜脈曲張，亦可改善男性的攝護腺肥大，幫助睡眠。

步驟

1　坐在瑜伽墊上，膝蓋打開，雙腳腳掌相互貼合。

2　手從臀部後方拉出臀部的肉肉，確保坐在坐骨上，雙手握住腳尖，將腳跟拉近身體腹股溝，向上伸展脊柱，雙腳大腿外展，雙膝下壓地面（見下頁圖 65）。

3　眼睛看向正前方，停留 30～60 秒，過程中保持呼吸。

❖ 剛開始的時候，要讓雙膝著地是很困難的。把關注點放在你的腹股溝，有意識的放鬆這個部位，不斷向膝蓋方向展開，從髖部開始往前傾，不彎腰弓背、不聳肩，姿勢正確才有效果。

建議次數

每次停留 30 秒～1 分鐘，可做 1～2 次。

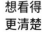 想看得更清楚　　請掃描 QR Code 觀看「伸展運動・束角式」示範影片。
https://lihi1.com/RG5Q2

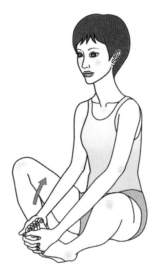

圖 65　束角式

5 蝴蝶腳

功效

　　這個動作可以打通腿上經絡，改善下肢循環，增加骨盆和腹腔區域的供血量，疏通腹股溝淋巴。

步驟

1 坐在瑜伽墊上，雙手抓住腳尖，膝蓋向兩側打開，盡量往地上貼。

2 腰挺直，雙膝有節奏的向地板振動，如蝴蝶鼓動翅膀那樣震動 20 下（見下頁圖 66）。

❖ 進階可用雙手大拇指捏住湧泉穴（見下頁圖 67-❶），用食指和中指按壓太衝穴（大拇趾和食趾之間的凹處；見下頁圖 67-❷），在振動雙腳的同時按壓這兩個重要穴道，效果更好。

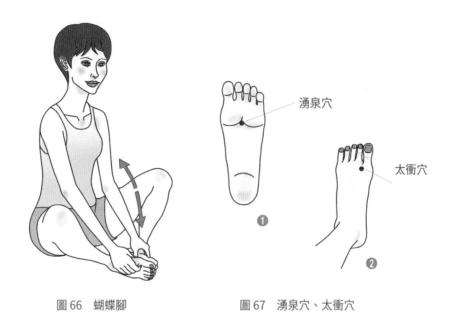

圖 66　蝴蝶腳　　　　　　　　　圖 67　湧泉穴、太衝穴

<u>建議次數</u>

視體能狀況每次 20 下做 3 組，或 60 下做 1 組。

6 俯臥超人操

<u>功效</u>

　　這個動作可以訓練與伸展背肌、核心肌群與四肢，調整脊椎，預防姿勢不良造成的腰部疼痛。

| 想看得更清楚 | 請掃描 QR Code 觀看「伸展運動・蝴蝶腳」示範影片。
https://lihi1.com/PPoS3 | |

步驟

1 臉朝下俯臥，腹部貼地，雙手往前伸直且大拇指互碰（見圖 68-❶）。

2 雙腳併攏，腳背貼地、雙腳大拇趾互碰。

3 吸一口氣，縮腹夾臀，右手與左腳同時用力略往上抬，同時手往前往中、腳往後往中伸展，停留 2～5 秒（見圖 68-❷）。

4 再換左手與右腳做同樣的動作，停留 2～5 秒（見圖 68-❸）。

建議次數

左右兩邊輪流各做 8～12 次。

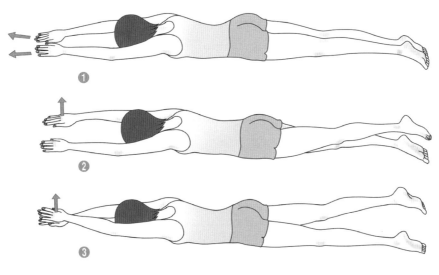

圖 68　俯臥超人操

想看得
更清楚　｜　請掃描 QR Code 觀看「伸展運動・俯臥超人操」示範影片。
https://lihi1.com/0aC7k

⏱ 其他運動

下面幾項也是我常做、隨時可做，並且效果不錯的運動。

1 踮腳尖抓帶脈

功效

這個動作是很有效的中醫瘦腰消腹法。「帶脈」是人體一條特殊的經脈，其他的經脈都是上下縱向而行，只有「帶脈」是橫向環繞一圈，好像把縱向的經脈用 1 根繩子繫住一樣，因此帶脈一旦堵塞，就會造成身體多條經絡都堵在腰腹處，想要向小腹上多餘的肉肉說拜拜，就得讓「帶脈」暢通，所以要抓帶脈。

那為什麼又要踮腳尖呢？因為小腿被稱為人體的第二顆心臟，踮腳尖可以幫助小腿的肌肉收縮，促進下肢靜脈回流，改善下肢循環，又可鍛鍊股四頭肌、提臀瘦身，維持身體平衡，一舉好幾得。中醫師樓中亮曾經現身說法，他用這招消脂法，腰圍減了 12 公分，體重也減了不少。我和先生做這式的效果也是立竿見影。

步驟

1 身體站直，雙腿打開與髖同寬，抬頭挺胸、縮腹夾臀（見下頁圖 69-❶）。

2 踮起腳尖，雙手放在腰身兩側帶脈處（見圖 69-❷）。

3 用手掌抓帶脈，左右側各 100 下。

建議次數

左右側各 100 下，早、晚各 1 回，每天共 200 下。

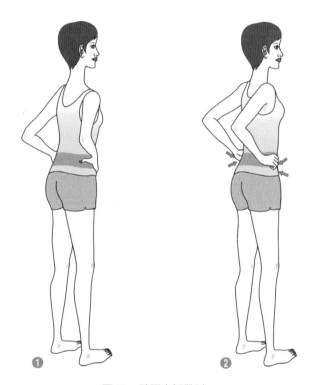

❶   ❷

圖 69　踮腳尖抓帶脈

想看得 | 請掃描 QR Code 觀看「其他運動・踮腳尖抓帶脈」示範影片。
更清楚 | https://lihi1.com/Up7bm

2 扭腰

功效

　　腹部有個游泳圈是男女都很煩惱的事，不僅不好看、更危害健康，因此不論男女都想瘦腰。男生腰圍不要超過 90 公分，女生腰圍不要超過 80 公分，如果脂肪堆積在腰部形成蘋果胖或游泳圈，會大大增加罹患高血壓、心血管疾病和糖尿病風險。這個運動對瘦腰、消除腰腹部脂肪效果很好，而且輕鬆簡單，隨時隨地、人人可做。

步驟

1 背牆站立，距離牆壁約 30 公分，勿忘縮腹夾臀、挺胸、頭向上頂（見下頁圖 70-❶）。
2 下半身不動，上半身向左後扭轉，雙掌輕碰後面牆壁，隨即回正（見下頁圖 70-❷）。
3 同上，改向右後扭轉，雙掌碰後面牆壁（見下頁圖 70-❸）。

建議次數

左右共做 50 下，午、晚各做 1 回。

**想看得
更清楚**　　請掃描 QR Code 觀看「其他運動・扭腰」示範影片。
https://lihi1.com/Dezyy

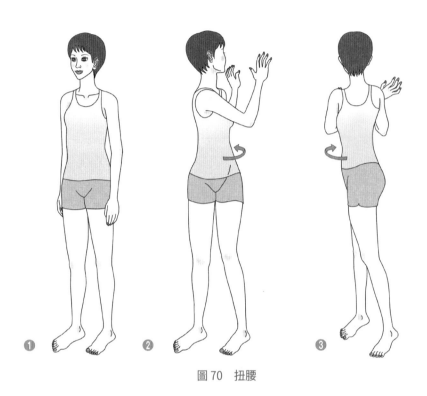

圖 70　扭腰

3 爬山或快走

　　我從小不愛運動，但自從先生罹癌開刀後，我發現除了飲食，運動對健康也很重要，我開始陪著他一起去爬山兼快走，孩子們也養成了這個好習慣。由於我家後方就有一條登山健行步道，我們便常一早去步道快走一圈，只要 40 分鐘，就能讓全身充飽氧氣、臉色紅潤，更棒的是大腿和臀部瘦了一圈。而一年四季的景色變化更讓我們感覺與大自然一同運轉、呼吸。孩子從小就經常跟我們一起登山健行，也讓他們愛上大自然，這是更大的收穫。

4 跳國標舞

《新英格蘭醫學期刊》（*The New England Journal of Medicine*）有篇為期二十一年的追蹤研究報告，指出對預防失智症最有幫助的體能活動，就是跳舞。而研究阿茲海默症的先驅兼神經學專家羅勃特・卡茲曼（Robert Katzman）認為，即興的社交舞由於跳舞者必須連續做出快速決定與行動（速決速行）的反應，能迫使腦部重塑神經通路，讓大腦有較豐厚的認知儲存庫（Cognitive Reserve），神經突觸的複雜度也會增加，因而有助維護與提升智力。

我與先生開始學習並慢慢愛上國標舞之後，切身體驗到跳舞的好處多多。跳舞時除了必須運用全身的肌肉，也需要靈活的頭腦與肢體協調度，再配上優美的音樂，對身、心都帶來很正面的刺激。尤其夫妻一起攜手翩翩共舞，對增進彼此間的情感也非常有幫助。因此我十分鼓勵朋友們去練習跳舞，尤其是熟齡夫妻。

「要活就要動」，如果不想生命餘年有七、八年要臥床，最好每天撥出時間運動。我先生從 61 歲離開政府部門後開始運動，在教練的指導下，從渾身僵硬、彎不下腰，到能夠旱地拔蔥、從蹲坐的姿勢跳起，到 65 歲大腿還在長肌肉，打破了我過去以為肌肉到一定年齡就只會衰退不能增長的迷思。

當年「健康 2.0」節目有位雖然已經 80 多歲，但看起來才 60 歲出頭的老先生說過一段話，我特別欣賞。他說，他的目標是「昨天能做到的，今天也要能做到；去年能做到的，今年也要能做到」。

除了運動，和老伴兩人旅居加拿大的他，鏟雪、劈木柴、整理花園樣樣自己動手，閒暇時還彈琴、唱歌自娛娛人，身心都很年輕。像他這樣，設定好目標，每天盡量做到，就能最大化的保持體能，不致快速滑落，甚至還能強化體質、增進體能，凍齡、甚至逆齡。

21:00-21:30
保養時間

- 利用洗澡促進自律神經平衡、排寒
- 臉部刮痧提拉

我的養生體系 10

利用洗澡促進自律神經平衡、排寒

1 沐浴

　　多數人都視洗澡為例行公事，認為只要把身體的污垢洗乾淨就可以了。其實洗澡對促進健康大有幫助，除了有助全身放鬆，還能平衡自律神經，對交感神經長期處於亢奮狀態的現代人來說，是很好的情緒轉換時刻。

　　皮膚是身體最大的感覺器官，從蓮蓬頭噴出的水柱觸及皮膚時，能提升副交感神經，帶來放鬆的感覺，也能消除疲勞。莊淑旂醫師最重要的養生觀念之一，就是「今天的疲勞，今天消除」。她認為如果每天都是在睡前才匆忙沖個澡就上床睡覺，等於是放棄了讓自己輕鬆解除疲勞的機會，相當可惜。

　　根據莊醫師的建議，最好是在晚餐前入浴，若實在做不到，最好是飯後 2 小時再入浴。主要是因為飯後立刻洗澡會讓血液往體表流動，腸胃道的血流量因而減少，不利於消化吸收。此外，過高的水溫反而容易刺激交感神經，因此我會視季節天候，把洗澡的水溫控制在 38～40ºC。

　　至於洗澡的順序，我會先用水柱邊沖邊按摩一些特定部位。首先一定是沖後腳筋，也就是阿基里斯腱的部位。對我來說，這裡就像是副交感神經的開關，每次用水柱一沖，立刻就能感覺身體從後

腳筋由下往上開始放鬆。生活步調愈緊張、壓力愈大時，這種感覺就愈明顯。

　　第二個部位是肩膀與頸部，這是長時間伏案工作的人經常感到痠痛僵硬的部位，尤其是後頸部上端凹陷處的風池穴和第七頸椎突起骨頭下凹陷處的大椎穴（見圖 71），這兩處穴道是陽氣入口，每天用熱水沖一沖，可以升陽祛風寒。

　　接著是容易積存毒素的腋下與鼠蹊，還有容易痠痛的後腰命門穴與腎俞穴。年紀大膝關節容易退化，加上膝蓋前後也有許多重要穴道，所以這裡也是我加強沖洗的重點，之後再開始清洗全身。

　　洗頭時，我也會沖一下頭頂的百會穴（見圖 72），這裡是諸陽之頂，所有的氣都匯聚在此。

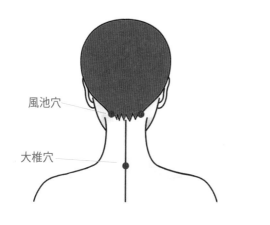

圖 71　風池穴、大椎穴

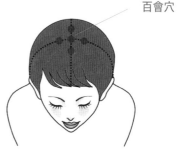

圖 72　百會穴

2　淋浴加內八段錦按摩

　　黨國元老、深諳中醫之學的陳立夫先生活到 101 歲高壽，他的養生哲學是：「養身在動，養心在靜，飲食有節，起居有節，物熱始食，水沸始飲，多食果菜，少食肉類，頭部宜冷，足部宜熱，知足常樂，無求常安。」

　　他 60 歲時，學習內八段錦自我按摩法，從此每天做，持續三十多年沒有一天停過，但他將原本的做法加以改良，每天早晨用淋浴的方式按摩全身，不是用力摩擦，而是摸，水沖到哪裡就摸到哪裡。

　　先從眼部運動，雙手搓熱，自眼瞼向左右撫摩，然後揉搓太陽穴，再前後撫摩兩耳，再以兩指輕彈後腦骨，摩擦耳後，搓揉鼻，開合牙齒，再撫摩喉頭，再撫摩後頸，然後以雙手揉擦胸腹，再撫摩腰部，再摩擦鼠蹊部兩旁；接著坐下，一手揉膝蓋，一手搓腳心。

　　每個部位按摩 100 次，總共花 40 分鐘，目的是促進氣血循環，減少淤堵。陳老先生果然健康長壽。

3　泡半身澡

　　另外，泡澡對健康也非常好。東方人的體質大多偏寒，尤其是女性及 40 歲以上的熟男熟女，加上夏天常吹冷氣、冬天保暖不夠，體內寒氣更易累積。台灣的溼氣又重，造成許多人體質寒溼，容易怕冷、感冒、身體痠痛，甚至不孕。

　　排除體內溼氣與寒氣最好的方法，除了運動，就是泡澡。泡澡

時，水的浮力可以使肌肉與關節承受的重量減輕，隨之減輕因肌肉緊繃形成的大腦壓力；同時水溫可促進血液循環，加速體內老廢物質和疲勞物質的排出，讓身體更放鬆，輕鬆紓解一天的疲勞。

我每週大約會泡 2 次半身澡。所謂泡半身澡就是泡澡時水只到上腰部、橫膈膜以下，絕對不要高於心臟，以免水漫過心臟對胸腔造成壓力而不適。據日本醫師研究，泡半身澡排寒溼的效果更好。我的著眼點則是這樣還可以省水，減輕一點浪費水的愧疚感。如果肩膀、上半身冷，可以用毛巾圍住或淋點熱水。

醫學期刊《心臟》（ _Heart_ ）發表過一項調查，由日本秋田、岩手、東京、長野和沖繩等地區公共衛生中心收集日本 45,168 名 40～59 歲成年人資料，在排除如體重、飲酒和睡眠等潛在影響因素之後，天天泡澡者和每週只泡澡 1～2 次或完全不泡澡者相比，可降低 28% 罹患心血管疾病的風險及 26% 中風風險。

此外，睡前 1～2 個小時泡澡也有助睡眠。因為睡眠和體溫有密切關係，人在體溫下降時會想睡覺，想治療失眠可以先泡澡讓體溫升高，之後等體溫下降就會有睡意，很容易進入夢鄉。

對我來說，泡澡除了養生，也是一種享受。我會在泡澡水中加點浴鹽或精油，點上蠟燭，聽點音樂，讓自己身心全然放鬆。是忙碌的現代人每天接受過量訊息，大腦一直維持在高度緊繃的耗能狀態下，泡澡讓大腦暫時關機，避免因過度耗費心神，導致罹患腎上腺疲勞症；也使原本由大腦獨占的氣血、能量，分配出去修復其他

器官和肌肉組織。

　　愈是生活緊張、壓力大的人，愈該花點時間泡個澡，舒緩一下身心，再睡個好覺，讓你更有能量去面對壓力與挑戰。

4　泡腳

　　若沒時間泡澡，我也會泡腳，尤其是秋冬季節。其實春夏秋冬、不分季節都可以泡腳。現代人由於運動不夠，血液循環差，加上飲食不均衡，常呈現中醫所謂上熱下寒的狀態，最典型的症狀就是手腳冰冷。泡腳對促進下半身血液循環、改善手腳冰冷的症狀十分有效，每次泡腳後都感覺全身溫暖。泡腳水最好能超過腳踝 15 公分或到膝蓋以下，泡完再淋浴一下，全身舒爽，睡得特別香。

　　洗完澡後，我會立刻在全身抹上乳液或精油，順便按摩一下，並觀察身上有無異常之處。每天花 2、3 分鐘的時間做點保養，能讓肌膚維持在良好的狀態，效果比偶爾去做 SPA 還要好，而且省錢、省時間。這就是我的「一點點」哲學，每天都做一點點，長期累積下來就能看到不錯的成果。

5　臉部保養

　　晚上也是我保養面子的時刻，除了要好好卸妝、清洗乾淨，我也會隨著年齡和季節使用適合的保養品。累積多年的經驗，我覺得選擇保養品適合膚質最重要，成分天然更好。年輕時常常聽專櫃人

員介紹，購入整套保養品，層層堆疊，現在我信奉「少即是多」，適合、適量，皮膚能吸收最重要，沒必要瓶瓶罐罐一大堆，既浪費又不環保，有時還加重皮膚負擔。

　　保持清潔之外，我非常注意臉部的血液循環，我覺得光潔透亮的皮膚除了靠飲食、運動，還要靠臉部的按摩，尤其是年紀增長，臉部血液循環變差，很容易變黃臉婆，臉色黯沉，擦什麼保養品都很難改善。

　　過了 60 歲以後，我有段時間就有這個現象，每次做臉後會稍有改善，但沒時間經常做臉，於是試著在晚上洗臉後用刮痧板刮臉，一段時間後不僅氣色變好，皺紋也有改善。

我的養生體系 **11** 臉部刮痧提拉

功效

　　臉部穴位密布，適當的刮拭可以疏通經絡、促進氣血循環，使皮膚中的細胞得到充分的營養和氧氣，加速細胞的新陳代謝，改善氣色、減少皺紋。

　　手法應輕重適宜，以溫柔的按摩提拉為主，每個部位 6〜10 次，感覺溫熱即可，不宜刮出痧來。

步驟

1 清潔臉部後，先用化妝水調理，接著擦上適合自己的精油、精華液或面霜。

2 由臉部下方往上刮，先左後右，每個部位 6～10 次（見圖 73）。

3 穴位以刮痧板一角揉按，兩個穴道之間以刮痧板平滑面平刮提拉。

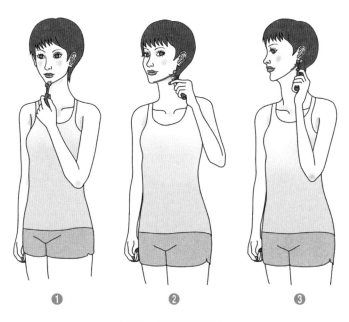

圖 73　臉部刮痧提拉

1 下巴至翳風穴

功效

　　揉按翳風穴，有疏肝理氣、改善失眠、緩解耳鳴、消除臉頰浮

腫的效果。刮提下巴到翳風穴可以提拉下顎線，使下顎線更明顯，側臉線條更美。

<u>步驟</u>

1 將刮痧板放在下巴正中間，以平滑面沿左下顎線往上平刮到左耳後凹陷處的翳風穴，揉按一下，重複 6 ～ 10 次（見圖 74）。

2 接著由下巴正中間，沿右下顎線刮到右邊耳後凹陷處的翳風穴，揉按一下。

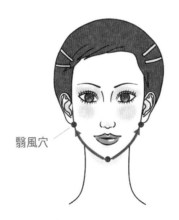

翳風穴

圖 74　下巴至翳風穴刮痧提拉

2 承漿穴至聽會穴

<u>功效</u>

按壓承漿穴可以改善臉部水腫、鬆弛、口歪眼斜。按壓聽會穴

可減少臉部水腫，改善耳鳴和聽力。刮提承漿穴到耳垂旁的聽會穴可以改善木偶紋（見圖 75）。

步驟

1　將刮痧板移到下巴與嘴唇中間凹陷處的承漿穴，先揉按承漿穴，再由承漿穴往左上刮到左耳垂旁的聽會穴按壓一下，共 6～10 次（見圖 76）。

2　再回到承漿穴按壓後，往右上刮到右耳垂旁的聽會穴，同樣按壓一下，重複 6～10 次。

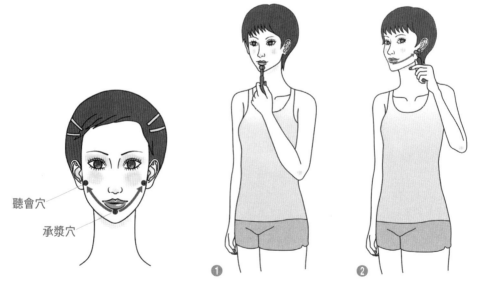

聽會穴
承漿穴

圖 75　承漿穴、聽會穴

圖 76　承漿穴至聽會穴刮痧提拉

3 地倉穴至聽宮穴

功效

　　按壓地倉穴可提拉嘴角、減少嘴部細紋。按壓聽宮穴、可減少耳鳴、改善聽力。刮提地倉穴至聽宮穴可以改善皮膚鬆弛及木偶紋（見圖 77）。

步驟

1 將刮痧板移到左嘴角邊的地倉穴，先按壓一下，再往斜上方刮到左耳上面凹陷處的聽宮穴按壓一下，重複 6～10 次（見圖 78）。

2 接著到右嘴角邊的地倉穴，同樣先按壓一下，再往右斜上方刮到右耳中間凹陷處的聽宮穴按壓一下。

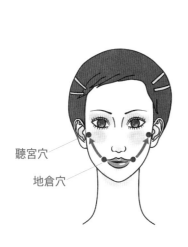

圖 77　地倉穴、聽宮穴

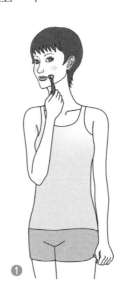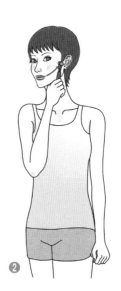

圖 78　地倉穴至聽宮穴刮痧提拉

4 迎香穴至和髎穴

功效

　　按壓迎香穴及刮提迎香穴至和髎穴部位可促進肌膚緊實，改善笑肌與法令紋。

步驟

1　將刮痧板移到左鼻孔邊的迎香穴，先按壓一下，再往斜上方刮到左耳上耳廓旁的和髎穴，按壓一下，重複 6～10 次（見圖 79）。
2　再將刮痧板移到右鼻孔邊的迎香穴，先按壓一下，再往斜上方刮到右耳上耳廓旁邊的和髎穴，按壓一下。

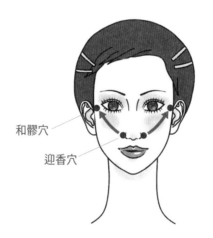

和髎穴

迎香穴

圖 79　迎香穴至和髎穴刮痧提拉

5 鼻通穴至太陽穴

功效

刮提鼻通穴至太陽穴部位有利於消除眼睛疲勞以及臉部浮腫、放鬆頭部。

步驟

1 將刮痧板移到左鼻翼上方的鼻通穴，又稱上迎香穴，先按壓鼻通穴，接著從鼻通穴沿顴骨內上方往外刮至左太陽穴，按揉太陽穴，重複 6～10 次（見圖 80）。

2 再用同樣的手法按壓右邊鼻通穴，平刮至右太陽穴。

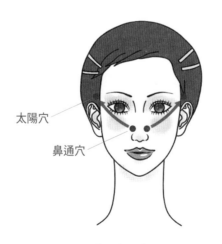

圖 80　鼻通穴至太陽穴刮痧提拉

6 眉毛穴道

功效

　　按摩攢竹、魚腰和絲竹空穴能放鬆眼周，緩解眼睛痠痛、脹痛、乾澀，還可以改善因挑眉或皺眉造成的眉毛肌肉鬆弛，消除高低眉，預防眼皮下垂或浮腫。

步驟

1　眉毛部位的穴道（見圖 81）也可以刮提一下，首先用刮痧板按揉左眉頭的攢竹穴、緩慢往外刮拭，經過眉中的魚腰穴，到眉尾的絲竹空穴再刮到髮際，重複 6～10 次（見下頁圖 82）。
2　完成後移到右眉，重複同樣的動作。

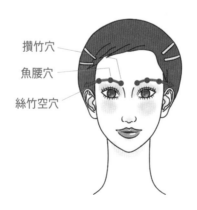

攢竹穴
魚腰穴
絲竹空穴

圖 81　攢竹穴、魚腰穴、絲竹空穴

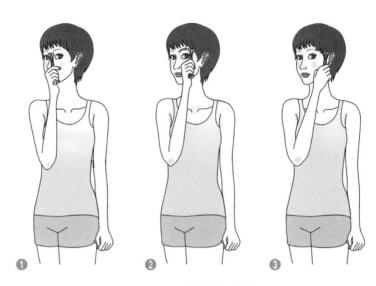

❶　　　　　　　❷　　　　　　　❸

圖 82　眉毛穴道刮痧提拉

7 眼部穴道

功效

　　刮上眼皮的穴道可促進眼部周圍氣血循環、改善眼睛疲勞、眼皮浮腫、乾澀流淚。

　　刮下眼皮的穴道，可改善黑眼圈、魚尾紋、防止眼袋鬆弛。

步驟

1 塗抹適用於眼部的按摩油，量不必太多。

2 搓熱雙手，熱敷一下眼睛。

3 用刮痧板輕輕按揉左眼內眼角的睛明穴。

4 再從內眼角沿上眼眶往外刮到眼尾的瞳子髎穴，刮 6～10 下（見圖 83）。

5 接著，以同樣手法刮右眼上眼皮。

6 從左眼內眼角沿下眼眶經中間的承泣穴，緩慢往外刮至瞳子髎穴，刮 6～10 下（見圖 84）。

7 接著以同樣手法刮右眼下眼皮。

❖ 刮提這個部位手法需要更加輕柔，注意避開眼球。

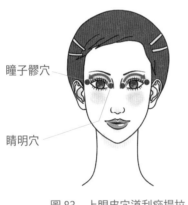

圖 83　上眼皮穴道刮痧提拉

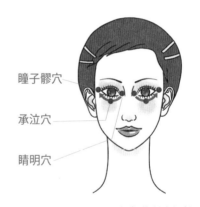

圖 84　下眼皮穴道刮痧提拉

8 額頭

功效

　　刮額頭除了可以舒緩頭部，改善循環，也可以改善抬頭紋還有皺眉紋。

　　額頭的周圍是「額肌」，思慮、煩惱較多的人會過度使用大腦

額葉，使得額肌容易緊繃、僵硬，產生皺眉紋或抬頭紋。

步驟

1 額頭肌肉是直線走向，所以是由下往上刮。從左眉尾往上刮到髮際，依序往右刮至兩眉中間，每個部位刮 6～10 次（見圖 85）。

2 刮完左邊額頭，接著將刮痧板移到兩眉中間的印堂穴，往上直刮到髮際。

3 從兩眉中間往上刮到髮際，依序向右刮至右眉尾，刮完右邊額頭。

❖ 或許我也是用腦多，讓額頭經常處於緊繃狀態，每次刮額頭我都會感覺有許多小顆粒，也會出現微紅的痧，但一會就消失了。

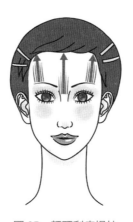

圖 85　額頭刮痧提拉

| 想看得
更清楚 | 請掃描 QR Code 觀看「臉部刮痧提拉」示範影片。
https://lihi1.com/5oFzZ | |

22:00-22:30
睡前時間

- 時間管理，為明天預做準備
- 身心合一，為心靈充電
- 練習身心合一，最簡單的方法
- 睡前經絡按摩和助眠操

時間管理，爲明天預做準備

一天即將結束的時刻，你是清楚知道自己一天做了什麼並感到充實，還是忙了一天卻不知道自己在忙什麼？

從年輕時從事新聞工作開始，我一直是個講求效率的人，絕不允許自己浪費一點時間。

我為了找出是哪些事偷走了我的時間，要求自己把一整天做的每件事（無論大小）、花了多少時間，全都記錄下來，從中檢視、調整自己的做事方法和步驟。

雖然後來為了配合先生的職涯以及便於照顧孩子，我轉向媒體幕後工作，生活步調不再那麼分秒必爭，但我仍十分講究做事的效率，無論是工作或家務。

我習慣在做一件事之前先花時間思考、計畫、在腦中演練，這樣到了實際進行的時候，很快就能進入狀況。如果等實際要做的時候才開始坐下來想，或邊想邊做，有時反而浪費很多時間。另外，我也相當注重規律的生活作息，這樣比較容易讓精神與體能維持在良好狀態，當然效率也較高。

通常讓女人花最多時間傷腦筋的衣著打扮，我也盡可能講求效率。通常我會在週日晚上，根據未來一週的天氣預報與行程，預先準備好每天要穿的服裝，若天氣或行程有變，再做小幅調整。這樣

可以省去每天早上站在衣櫃前思考的時間，也能配合時地、場合、氣候從容打理好儀容出門。

由於我的體重和身材變化不大，所以十幾二十年前的衣服都還能穿，尤其一些質感好、便於搭配的單品，C/P 值很高，我都會好好的保存，並且花點時間留意服裝的流行趨勢與搭配法，適時添購新的配飾或流行單品搭配舊的單品，來呈現時尚感。

我會利用週末、假日的時間看雜誌、找靈感，為舊衣服做新搭配，既環保又能增添生活的創意和樂趣，讓自己既不被時代淘汰，也不用花太多錢置裝。

有句話說：一週的工作計畫從週日晚上開始，一天的工作計畫從前一晚睡前開始。我習慣在睡前就把明天要穿戴的衣物配件準備好，並根據明天的行程檢視需要攜帶的文件資料，甚至先瀏覽一遍，以免出門時匆忙遺漏而耽誤行程。

如果隔天有重要的行程，例如直播、演講、錄影等，我也會在心裡默想一下流程和重點，我覺得這段腦海裡的演練，花的時間不多，但效果很好。

很多一流運動員也發現用頭腦默想演練，能提升隔天的臨場表現。默想完了，發現沒有疏漏或問題就能夠放心睡覺，就算突然發現一些細節需要補充，也可以很快記錄下來、加以調整或知會相關同事一起關注、準備。

身心合一，為心靈充電

　　每天睡前也是我最重要的心靈充電時間。我會利用這段時間靜坐，讓一整天忙亂接收訊息的五官和身心安定下來。

　　現代人最大的問題之一，就是身心悖離，身閒心忙。尤其網路世界的訊息太多，造成我們腦中要處理的訊息量龐雜，念頭很多、思慮紛亂，但實際的行動卻很少。紛亂的念頭耗費大腦太多能量，思考自然受到影響，做起事來茫然無序、沒有重點，以致許多人常覺得忙了一整天，卻不知在忙些什麼，缺乏成就感、疲勞、沮喪等情緒日復一日累積，令身心都非常疲憊，這也是很多身心疾病的源頭。

　　相反的，當身心合一、完全處於當下，你會敏銳的感知周遭的一切，腦中雜亂的思緒消失，變得非常清明，這時你會感覺身心舒暢，做起事來也會更輕鬆而有效率。

　　對此，我有一次印象深刻的體驗。

　　工作、行程滿檔的我，經常也和多數人一樣處於趕時間的狀態。有一天，我抵達公司停好車、下車之後，忽然想起禪修時學到的修行法：「經行」。那一刻，平常總是匆忙想快點走進辦公室的我，念頭一轉，決定用經行的方式，去走停車場到辦公室的那段路程。

　　「經行」的重點，就是把「心放在腳心」，步行時清清楚楚去感覺每一步的跨出、著地與換腳，把注意力放在從腳跟、腳掌到腳

尖的每個瞬間。

　　我至今仍記得，隨著專注在每一步，我的五感逐漸打開，這才發現，台北的天空是那麼藍，風吹在身上的感覺是那麼舒服，樹葉從枝頭落下的姿態也好優美！我的全身心都敏銳的接收著周遭的美好，非常舒適、放鬆，跟平常充滿焦慮與緊張的心情截然不同！原來，同樣的一段路，只是用不同的方式去走，感覺竟有天壤之別。

　　在每天忙碌的工作與生活中，我們經常心裡只想著：下一個約會快來不及了；公車怎麼還不來？明天要交的專案報告還沒完成；待會要打交道的部門挺難纏……，也就是一直處在焦慮、壓力、所謂「戰或逃」的備戰狀態，以致交感神經始終卡在啟動模式中。但「戰或逃反應」原本是演化過程用來應付緊急危機用的，身體會釋放出各種壓力荷爾蒙和神經化學物質到血液中，使人進入警戒狀態，人若長期處於那樣的狀態中，會引起發炎反應，導致自律神經失調，造成許多身心疾病。

　　而如果我們能練習把注意力放在當下的身心狀態與周圍環境，讓自己平靜下來，身體立刻進入副交感神經模式，全身上下的血管開始放鬆、舒張，心跳趨緩、消化系統重新開始運作，身體進入療癒模式，這時再懷抱正面的念頭去面對接下來的人、事、物，頭腦更清明、處理事情也就更有效率。有了這份覺察後，我發現愈是這麼做，我的心情就愈平和，事情也愈順利、煩惱愈少，身體自然也愈來愈健康。

🕐 練習身心合一，最簡單的方法

1 時刻覺察自己的站姿、坐姿、步態是否正確

　　透過隨時檢查姿勢，清楚的去感知身體的一舉一動，讓心與身體結合在一起。當我們能有意識的覺察自己的行、立、坐、臥，它們就不再只是一種身體的動作，而是身心合一的鍛鍊。因此，這麼做等於是同時在修身、養性、健身、養生，一舉數得，省時又有效，非常符合現代人的需要。

　　不過，由於人的習性很難破除，我們難免會對自己老是故態復萌感到沮喪，此時我通常會把注意力轉移到自己已經做到的部分，先自我鼓勵一番，再看看哪裡還需要加強。如此，你會覺得自己每天都比前一天有一點點進步，也會更有動力與信心持續做下去，形成一種良性循環。

2 每天靜坐呼吸片刻

　　由於長期關注健康，我在 2012 年應邀擔任 TVBS「健康 2.0」節目的主持人，當時我已年屆 60，日常工作量也接近飽和，尤其我深知錄影時必須從頭到尾全神貫注，身心負荷極大，所以相當猶豫；不過想到能將健康資訊和大家一起分享也很有意義，就鼓起勇氣接下這個挑戰。

　　那時我每次進攝影棚通常要錄三集，每集的主題、來賓都不一樣，必須記住大量資訊，還要關注每位來賓的談話，思考話題間如何順利轉接，的確很耗費身心能量。而我之所以能勝任，且維持良好的精神與氣色，祕訣就是靜坐呼吸。

　　在進行錄影、演講等需全神貫注的工作之前，我通常會靜坐片刻，調整呼吸，只要幾分鐘，就能讓疲勞感消失，整個人重新充滿能量、靈感泉湧，這不僅對我主持節目、演講非常有幫助，甚至連攝影棚的化妝師也察覺每次補妝前後的片刻靜坐，讓我的臉與眼睛都變亮了。

　　這就是收攝身心、回到當下的力量。早上進辦公室開始工作之前，我也會先調勻呼吸靜坐一下。我發現這樣能讓身心安定，思緒清晰，容易分辨事情的輕重緩急，更知道如何妥善分配時間與精力，也較容易觸類旁通，某些原本解決不了的問題，常常忽然就有了解決的靈感。

　　因此，若能在一天中隨時抽出一點時間靜坐片刻，收攝身心，讓身心合一，會幫助你進入輕鬆又專注的狀態，也就是禪的狀態。這也正是近年世界各國都非常流行的「正念減壓法」（Mindfulness-Based Stress Reduction, MBSR），即全心全意的專注與內觀：專注觀察當下心意的瞬間活動，並對所有心念保持開放性接納的態度。通常以呼吸來進行觀察和調整，因為呼吸和我們的心與腦連動密切，是調整身心最有力的工具。

現代人自律神經失調的狀況非常普遍，就是因為讓人亢奮的交感神經與讓人放鬆的副交感神經運作失衡，而透過靜坐呼吸，我們的交感與副交感神經會得到平衡，自然也會感覺身心舒暢。

靜坐呼吸法

步驟

1 靜坐呼吸法非常簡單，找一張椅子坐下來，把臀部的肉肉拉出來，坐在坐骨上，感覺坐骨和前陰與坐墊密合，穩若磐石。

2 脊椎挺直，肩膀平直放鬆，不可往前傾，以免導致肋骨壓垂，影響肺部呼吸，保持肩平和胸部舒展，肺活量可以充分擴張。

3 下巴內收（不是低頭），想像頭上方有根繩子拉著，也就是前文所說的正確坐姿（見頁 168）。

4 雙手放在大腿上、靠近丹田處，兩手大拇指輕觸，左手置於右手心上，亦可將手掌平放大腿上。

5 閉上眼睛，或眼睛微張，眼觀鼻、鼻觀心。

6 舌抵上顎，舌頭輕輕抵著上門牙後上方的牙齦處，也就是發「而」這個音時舌頭的位置。舌頭平放，不要用力，嘴角微微上揚，帶點微笑，此時會感覺唾液源源湧出。

7 把注意力放在鼻息上，關注著空氣從鼻子進去、再從鼻子出來。可以數數，1 次呼吸算 1 次，可以吸氣時數 1，也可以呼氣時數 1，依自己的習慣，如此數到 10 再反覆（見頁 312 圖 86）。

自然呼吸即可，不需要刻意放慢或加快速度，只要持續體驗、感覺呼吸。若察覺自己分心了，再把注意力拉回呼吸上就好。

舌抵上顎是練氣非常重要的基本功，又叫「搭鵲橋」。方法是口唇輕閉、牙齒扣攏，舌尖即會自然的抵在上顎與上牙齦之間，一方面可擴大喉腔，使呼吸順暢，不容易昏沉；同時，舌尖可以上承督脈的齦交穴，下接任脈的承漿穴，對於溝通任督二脈氣血的運行、形成「周天運轉」，起極重要的作用。

任脈管控所有陰經（手三陰、足三陰六條經脈），督脈管控所有陽經（手三陽、足三陽六條經脈）。因此打通任脈和督脈，氣血就會通暢。中醫認為「舌為心之苗」，此舉不僅有利於調心，對五臟六腑也都有一定的調節作用。

靜坐時我習慣帶點微笑，因為這樣鼻孔會打得比較開，呼吸到較多空氣，而且唾液會更源源不絕的湧出。古人認為唾液是甘露，靜坐時津液滿口、特別清甜，應該將之吞入腹內，是健身妙法。面帶微笑也會在無形中由外而內影響到我們的內心，當你習慣微笑，下視丘與腦下垂體就會分泌好的荷爾蒙，為身心帶來良好的正向循環，同時也會給人親和愉悅的印象。難怪菩薩們嘴上都有一抹神祕的微笑。

剛開始靜坐時，難免雜念很多，坐幾分鐘就感覺如坐針氈，如果勉強坐下去，會心生厭煩，形成反效果。可以採取每次時間短一點，但次數加多的方式，一天多坐幾次，久了雜念就會減少，身心

愈來愈安定，就會愈坐愈享受。

　　聖嚴法師常說，「禪坐是練心，不是練腿」。所以我並沒有特別強調要坐在蒲團上，腿要雙盤、單盤或散盤。為了隨時都能享受靜坐的好處，可以先練習在椅子上靜坐。當然，功力愈來愈高深，就可以選擇在蒲團上盤腿而坐。

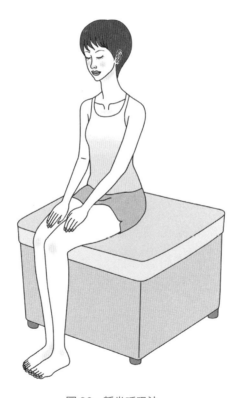

圖 86　靜坐呼吸法

想看得
更清楚　　請掃描 QR Code 觀看「靜坐呼吸法」示範影片。
　　　　　https://lihi1.com/WJxvJ

我每天早上都會做早課，順便靜坐一下。短短 15 分鐘，就能讓身心統合，精神安定、專注，讓一整天更有效率。我每天睡前也會靜坐片刻，讓身心更加平和寧靜，睡眠更深沉。

靜坐不論時間長短，貴在天天持之以恆，長期練習下來，我深刻體會到靜坐帶給身心的好處。

隨著空氣在鼻腔中進出，呼吸從粗到細，到幾乎沒有呼吸，我的每條神經彷彿都被撫平，心也變得祥和、寧靜，並感到一種淡淡的喜悅。光是專注的體驗呼吸，就能讓我收攝身心、充滿能量，並感受到呼吸本身帶來的無比幸福，自然圓滿，不假外求。

大多數人可能無法每天長時間禪坐，但只要記得有空時就靜坐片刻，你一定也能感受到身心合一的美妙感受。而且一旦熟悉禪模式的身心狀態，只要想到，隨時隨地都可以開啟或進入禪模式，享受刷牙禪、走路禪、吃飯禪、茶禪……

睡前經絡按摩和助眠操

睡前靜坐，讓心和腦徹底安靜下來。明天的事也做好了準備，可以安心入眠了。但是上床前還有兩個經絡按摩也是我經常做的，有助於消除疲勞、排除廢物、幫助入眠。

睡前經絡按摩

1 按摩頭部

　　我每週會上一堂經絡自我按摩課程，特別喜歡其中的頭部按摩，做完之後那種深沉的舒緩感，非常有助放鬆、安眠，還可以促進頭部血液循環，延緩大腦老化。

　　我在床邊放了一張瑜伽墊，上床前花 2～3 分鐘使用小青春棒搭配瑜伽柱，可以讓百會與會陰部位一起得到按摩，還可拉到大腿內側的脾經，一舉數得。剛開始按摩時，由於氣血淤塞，可能會感到非常疼痛，但不要怕痛，以適當力氣持續按摩，當氣血逐漸暢通，疼痛感也會減弱。

功效

　　按摩頭部可以促進血液循環，非常有助放鬆、安眠，還可以延緩大腦老化，提升免疫力。

步驟

1　把瑜伽柱平放在瑜伽墊上，雙腳往左右張開呈劈腿狀，跨坐在瑜伽柱上，身體略微前傾，讓會陰穴壓在瑜伽柱上。

2　用小瑜伽棒的顆粒面按摩頭部，先從頭頂的百會穴開始，接著按摩百會穴四周的四神聰穴（見下頁圖 87），再按摩頭頂左右突出

的兩個角，先左後右，每個部位約按摩 18 下，特別痛或感覺較堵塞的地方可多按摩幾次。

3 頭部一共有三條經絡，中間是督脈，左右兩側是膀胱經，再往下是膽經。先用右手固定住頭部右邊，左手拿小青春棒，用顆粒面刮按頭部左半邊，沿中間髮線，往耳朵方向，由前往後，由上往下，逐一刮按，包括耳後，以疏通膀胱經和膽經。感覺特別疼痛或有顆粒感的部位，可多按摩幾下。做完左邊再換右邊。

4 接著刮位於脖子後方正中凹陷處的風府穴，再刮耳後下方凹陷處的風池穴（見圖 88），也是先左後右。風府、風池，都有個風字，代表這是易受風邪侵襲的部位，刮一刮可以祛風散邪，預防風寒、感冒。尤其新冠肺炎、流感盛行期間每天刮一刮，有助於提升免疫力。這樣整個頭就刮完了。

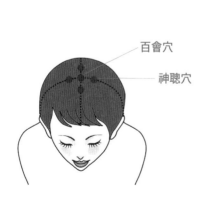

圖 87　百會穴、神聰穴

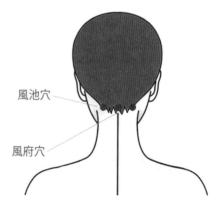

圖 88　風府穴、風池穴

2 按摩背部膀胱經

功效

按摩膀胱經可說是保持所有經絡通暢、排除體內垃圾最有效的方法，相關穴道見下頁圖 89。尤其用瑜伽柱按壓背部膀胱經，既簡單又快速，短短 1、2 分鐘，做完通體舒暢。

膀胱經是人體最特別的經絡，在脊椎兩側各有兩條，而且其他臟腑的十一條經絡，在膀胱經上都有對應的腧穴，如對應心經的「心腧穴」、對應肝經的「肝腧穴」等。

膀胱經被認為是經絡養生法中最重要的垃圾運輸通道，所有經絡中的垃圾最終都會匯流至背部膀胱經，從膀胱腧穴流進膀胱，最後排出體外。

膀胱經的循行上自頭頂、下到腳趾，大約有一半的循行路線及腧穴都集中在腰背部，很多人往往會覺得後背痠疼、發緊、僵硬，那是因為膀胱經毒素堆積，無法及時排出。

運用瑜伽柱透過自身體重按壓，從肩頸部到腰部下方的膀胱腧穴來回按壓，可以促進膀胱經的流動通暢，消除氣、血、水的阻滯，使整個背部的垃圾迅速排出，也能改善因經絡不通所造成的身體不適，還能消除背部贅肉。

這種方法不僅簡單、安全，而且按摩範圍涵蓋了所有經絡的腧穴，可以做為每天的按摩功課，只要將和各條經絡相通的腧穴疏通，與其相關的經絡就不容易堵塞。

步驟

1 將瑜伽柱橫擺在瑜伽墊上，腰背仰躺在瑜伽柱上，腹部核心用力。

2 身體先往下滑動按壓背部至肩頸交接處，再往上滑動，按壓背部至腰下的腎腧穴。

❖ 來回一下一上算 1 次，按摩 10 次，遇到痠痛處可在該處多停留按壓，直到痠痛緩解，尤其是背部肩胛骨內側的膏肓穴，以及大椎穴下方的風門穴與肩胛骨上端的肺腧穴，更要多來回按壓幾次，可清除肺臟毒素，強化肺臟功能。

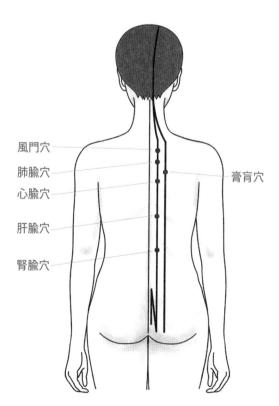

圖 89　風門穴、肺腧穴、心腧穴、肝腧穴、腎腧穴、膏肓穴

做完這套經絡按摩，身體應該就非常放鬆了。但還有最後一步，就是要把腦子裡的所有念頭都放下。我想很多人都跟我一樣，只要睡前有任何掛念的事，通常就會睡不好。因此我們要學習讓頭腦放鬆，也要學習情緒的平衡，才能每天安心入眠。

我習慣穿襪子睡覺，一方面是避免風寒由腳底入侵，一方面也是為了降低身體核心溫度，以便較快入眠。穿上襪子，大腦會察覺身體平均溫度升高，於是將血液從身體核心導到末梢如腳底，以平衡體內溫度。一旦身體核心開始降溫，人會隨之昏昏欲睡。我習慣戴著眼罩入眠，彷彿是一種儀式，宣告我要入睡了，也可隔絕光線。上床以後，我會先深深感受躺在床上的舒暢感，伸展四肢，接著做幾個助眠的肢體動作。

床上助眠操

1 放鬆小腿肌肉

功效

我在一個日本節目中看到這個動作，宣稱能幫助小腿乃至全身放鬆，讓你加深睡意，很快入眠，我好奇試做，發現效果不錯，就養成習慣，有時動作還沒做完，就已進入夢鄉。

步驟

1　伸直雙腿，豎起腳板。

2　慢慢將左腳板往下壓，右腳板維持豎起（見圖 90-❶）。

3　再將右腳板往下壓，左腳板豎起（見圖 90-❷）。左右腳動作各重複 12～30 下，動作宜緩慢。

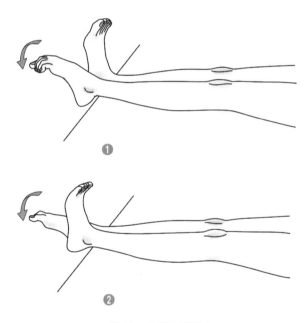

圖 90　放鬆小腿肌肉

| 想看得更清楚 | 請掃描 QR Code 觀看「床上助眠操・放鬆小腿肌肉」示範影片。
https://lihi1.com/8DrDO | |

2 旋轉腳踝

功效

　　我原本只做前文放鬆小腿肌肉的動作，但隨著年齡增長，發現不太夠，於是增加這個旋轉腳踝的動作。腳踝很細，又位於腳部最底處，很容易僵硬、堵塞。活動腳踝能讓腳踝變柔軟，血液可以更順利送到腳趾，改善腳底冰冷；還能放鬆骨頭間韌帶，有助於淋巴流動，排出老廢物質及多餘水分，改善身體代謝、消除小腿水腫。我每次做完都會吐出許多濁氣，感覺很舒暢，足底也立刻溫暖起來。動作宜緩慢，才不致趕走瞌睡蟲。日間其他時間有空也可以做。

步驟

1 雙腳腳板同時往順時鐘方向轉 1 圈，共轉 12 圈（見圖 91-❶）。
2 再往逆時鐘方向轉 12 圈（見圖 91-❷）。

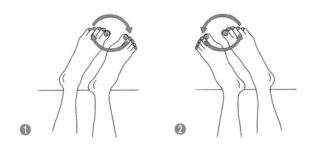

圖 91　旋轉腳踝

想看得
更清楚　請掃描 QR Code 觀看「床上助眠操‧旋轉腳踝」示範影片。
　　　　https://lihi1.com/SaXXe

3 腳趾運動

功效

這個動作會按摩到腳底的湧泉穴，讓腳快速暖和起來，自然也有助入眠，還能改善足底筋膜炎。與前文「會議操・腳趾運動」（見 209 頁）的動作一樣，只是速度要更慢一點。

4 按揉肚臍

功效

神闕穴（見下頁圖 92）是調整臟腑、平衡陰陽的樞紐。現代人很多疾病及老化現象都源於元氣不足，如腸胃功能衰退、精神委靡不振、男女性功能不調、痛經、頻尿、手腳冰冷、腹鳴腹脹等，經常按摩神闕穴，都可以改善。用掌心按揉肚臍，可以溫陽暖體，幫助入眠。

步驟

1　將雙手搓熱。
2　手掌左下右上疊放於肚臍處，順時針揉轉按壓。每次按揉 30～60 圈，就能發揮溫養神闕穴的作用（見下頁圖 93）。

想看得更清楚　請掃描 QR Code 觀看「床上助眠操・腳趾運動」示範影片。
https://lihi1.com/CSVG2

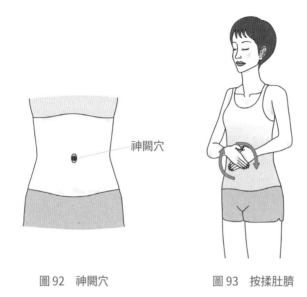

圖 92　神闕穴　　　　　　圖 93　按揉肚臍

5 按摩關元穴和中極穴

功效

　　關元穴是任脈和足部三條陰經的交會穴，是人體保健和提高性功能的第一大穴。腹部是延緩老化的關鍵，不少女性腹部肌肉鬆軟常伴隨骨盆底肌肉無力，導致漏尿和復發性膀胱炎；夜間頻尿也是不少銀髮族的困擾。早晚按摩這兩處穴道 2 分鐘，不但可緩解頻尿、生理不適，改善內分泌失調、月經不順等問題，還可加強腹部血液循環，消除下腹脂肪，延緩老化。

| 想看得
更清楚 | 請掃描 QR Code 觀看「床上助眠操‧按揉肚臍」示範影片。
https://lihi1.com/XqKBd | |

步驟

1 在肚臍下方四指幅寬的地方也就是所謂「下丹田」的位置，找到關元穴（見圖 94）。

2 用手掌或食指與中指腹按壓關元穴 36〜60 次（見圖 95）。

3 在關元穴下一拇指寬之處找到中極穴（見圖 94）。

4 用手掌或食指與中指腹按壓中極穴 36〜60 次（見圖 95）。

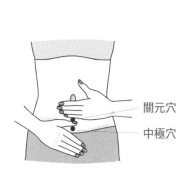　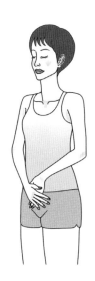

圖 94　關元穴、中極穴　　　　圖 95　按摩關元穴和中極穴

關元穴
中極穴

想看得
更清楚　請掃描 QR Code 觀看「床上助眠操．按摩關元穴和中極穴」示範影片。https://lihi1.com/ayHyk

6 按摩整個腹部

功效

這個動作可以促進腸胃道蠕動，改善便祕或腹瀉，讓隔天早上排便更順暢，也有助瘦小腹。

步驟

1 雙手手掌平放在肚臍。

2 用一點力道，分別以順時鐘、逆時鐘方向畫圈，按摩肚臍到恥骨部位 12 次（見圖 96）。

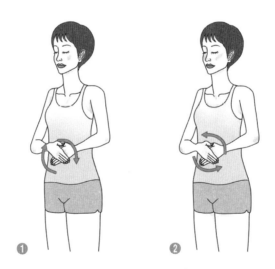

圖 96 按摩整個腹部

想看得
更清楚　請掃描 QR Code 觀看「床上助眠操．按摩整個腹部」示範影片。
https://lihi1.com/Xyax8

7 按摩鼠蹊部

功效

鼠蹊部位於雙腿根部，有許多血管、淋巴管和神經通過，可說是上半身與下半身的交會點。由於平常不容易運動到鼠蹊部，加上這個部位的淋巴結容易堵塞，經常按摩與刺激有助促進血液循環、改善腿部浮腫和下半身虛寒的問題。

步驟

● 用雙掌小指側用力摩擦鼠蹊部 36 下（見圖 97）。

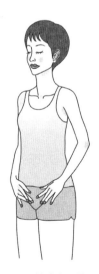

圖 97　按摩鼠蹊部

| 想看得
更清楚 | 請掃描 QR Code 觀看「床上助眠操・按摩鼠蹊部」示範影片。
https://lihi1.com/xYiDE | |

做完這些睡前動作，深濃的睡意襲來，這時會讓心回到睡前禪坐時的狀態，心中充滿感恩、祝福，如果日間有對不起別人或可以改善的事情，可以在心中向對方說對不起，或默唸懺悔文，然後徹底放下，沉沉睡去。

如果一時睡不著，也會將注意力放在呼吸、鼻息上，很容易就睡著了。就算還是睡不著，也不用懊惱，就靜靜躺著，觀照呼吸，練習一下睡禪，我的經驗是很快就可以睡著；就算還是沒睡著，也會身心舒暢。如果超過 30 分鐘仍然沒睡著，可以起床看一下書，通常瞌睡蟲很快就會來報到了。

ANYTIME
時時刻刻

- 家庭是養生最重要的場域
- 心是健康根本
- 我的健康投資

我的養生體系 14

家庭是養生最重要的場域

平日晚上和假日是我們最重視的家庭時間，因為養生最重要的場域在家庭。

有人說，每個人手上都同時拋接著幾個球，一個是健康、一個是家庭、一個是工作，除了工作是橡皮球，摔下來還有機會彈回去，其他兩個都是玻璃球，摔在地上就碎了，我們的人生也將會因此出現裂痕。

健康固然會影響家庭的幸福，而家庭也時時、處處影響著一家人的身心健康。有些人一生受困於家庭關係，在原生家庭裡彼此溝通、對待的方式，人際糾葛，或所承受的煎熬、抑鬱、傷痛，都會沉澱在身體裡。你的大腦暫時忘記了，可是你的身體會一直記得。所以講養生，一定要好好經營家庭關係，它關係著家庭裡每個人的身心健康。

時光飛逝，我與先生結婚至今已屆三十年。在三十週年紀念日的當天，一大早先生就送我搭高鐵，到高雄參加癌症關懷基金會第四梯癌友飲食指導專班的說明會，以及與高雄志工的春聚。之後我匆匆返回台北，趕赴先生精心籌劃的晚餐，走進充滿綠色香草氛圍的空間，看到笑臉盈盈，捧著一大束玫瑰的先生，三十年的酸甜苦辣高低起伏，剎那間化為幸福的洪流，溢滿心頭。

婚姻是最好的修練道場

有人說，婚姻是最好的修練道場。真的，透過這場日日夜夜的修練，我們可以讓自己變成更好的人，讓一起建立的家更有溫度。

至今我都還記得與先生計劃結婚時，他訂出了幾條家規。首先是「三不」：不能掛電話、不能摔東西、不能說離婚；接著是「一要」：要「定、靜、安、慮、得」。這家規出自於《大學》：「知止而後有定，定而後能靜，靜而後能安，安而後能慮，慮而後能得。」過去我總認為好八股，但後來從靜坐中慢慢學習與體會到這句話的真諦後，反而受惠良多。

1991 年先生發現罹患肝癌，對剛結婚兩年，還處在磨合期的我們是一場極大的考驗，當時覺得自己墜落人生谷底，現在才發現其實這是一份珍貴的禮物。

因為這場病，我們不僅在生活與飲食方式上做了大幅調整，連對待彼此的方式和生活態度也有很大的轉變。我學會凡事不計較、更柔軟與慎言；他學會放下面子與身段，更大方的表達自己的情感。我們之間的關係愈來愈好，兩個孩子陸續出生後，我們的家庭更是充滿活力與幸福。

我和先生為了抗癌，養成了重視飲食與運動的生活習慣，孩子出生後，這便成了我們家的傳統。

在飲食方面，我們很少外食，盡量在家吃飯，孩子們從小就喝精力湯、吃五穀飯，飲食簡單，知道吃垃圾食物對身體不好。不過，

我並不會禁止孩子在社交場合吃披薩、炸雞、薯條等食物，畢竟那只是偶一為之，我不希望讓孩子顯得不合群，也不希望孩子因為家裡禁止，而更想吃或養成偷吃、言行不一的習慣。因為我習慣自己做飯，也常帶著孩子一起做，孩子們離家到國外念書後，為了能吃得健康，也開始學著自己動手料理食物。

在運動方面，我們從孩子 2、3 歲時就帶他們去爬山、溜冰、騎腳踏車、接觸大自然，他們也都十分喜愛，養成了經常做運動的好習慣。我特別記得孩子們小學的時候，有一次全家到基隆河截彎取直的河濱自行車道去騎腳踏車。

我們在水門外停了車，把折疊自行車組裝好，就開心的說說笑笑騎進公園，邊騎還邊玩詩詞接龍。姊弟較勁，爸媽也不能認輸，玩得好不開心，愈騎愈遠。

忽然天暗了下來，頃刻下起傾盆大雨，我們趕緊回頭，卻因雨中視線模糊，找不著車子究竟停在哪個水門。雖然全身都被大雨淋溼，我們仍然努力往前騎、尋找停車處，並不斷互相鼓勵，告訴彼此「沒關係！馬上到了！」

過了很久之後，有一次我們與孩子聊起最難忘的出遊經驗，他們都不約而同的認為，那一次的經歷最令他們難忘。我聽了十分驚訝，因為我們帶他們去過國內外許多地方、也去過高級餐廳享受美食，但他們印象最深刻的，卻是那場全家一起共患難的雨中腳踏車之旅！每次回想起來，我都深深感動。

別捨不得孩子吃苦

從這件事我也發現，其實不必捨不得讓孩子吃苦或遭遇困難，他們承受與克服困難的能力，經常是超乎父母想像的，而過程中更讓他們累積了不輕易放棄的心理韌性和隨之而來的成就感。

記得兒子小學五年級暑假，我在《國語日報》上看到有個騎自行車環島的活動，覺得很不錯，問他要不要參加。他剛符合年齡最低標，但不曾騎過雙輪的自行車，他考慮之後決定去試試。

那項活動規定孩子與家長都必須通過面試才能錄取，我們通過面試後，就替兒子買了輛符合規格的車，兒子參加了兩次訓練營，就跟著上路環島了。400、500 公里的環島路程相當辛苦，不知道兒子能不能適應。

好不容易等到主辦單位允許父母去定點探望孩子的日子，看著他處處遵守團體規範，感覺他一夕之間長大了。我們跟著騎了一段路，卻被這群孩子遠遠的拋在後面，只能看著他們絕塵而去。路途中，兒子摔倒了幾次，卻沒有放棄。在那之前我不曾訓練他洗衣服，但他在環島期間學會了自己洗衣服。

我相信那次活動對他來說，是一次非常棒的經驗，也是他生命成長的養分。

後來，我也讓兒子去參加三鐵競賽，我並不期待他奪牌，只希望他能完賽，這對天生扁平足的兒子來說有點困難，但是他仍在賽前做好每次的訓練，比賽時也認真完賽，並未半途而廢。我想，透

過這樣的訓練與挑戰，磨練他堅持完成一件事的意志，才是過程中最重要的收穫。

我們是雙薪家庭，上有老、下有小，所以孩子還小時，我們家一直有幫手協助處理家務，但我堅持他們在那個年齡可以自己做的事，一定要自己動手，從小養成良好的生活自理能力和自律能力。

我們夫妻都是公眾人物，但我們不希望孩子因此受到影響。我們見過許多公眾人物的孩子在父母的光環下成長，容易迷失，找不到真正的自我，因此我們從來不讓孩子覺得自己或父母有什麼特殊之處。我記得女兒小時候曾問我們：「為什麼我的同學、還有同學的爸媽都認識你們？」我只輕描淡寫的回答：「因為我們的工作讓我們常常出現在電視上。」她聽了也就釋然。

我們也從不利用任何關係去協助孩子得到好機會或好成績。我認為這樣做會讓孩子建立錯誤的價值觀。用人情關係去幫孩子，父母與孩子都無法知道他真正的實力與程度，但人生終究要靠實力，父母不可能幫孩子一輩子，因此一定要讓孩子去獨立奮鬥，得到肯定後才能建立真正的信心與自我價值。

至於和孩子的溝通，我們從小就讓他們知道，任何事都可以和我們討論與溝通，但彼此討論決定後，就不能耍賴，所以我們家是沒有耍賴文化的。我認為在與孩子相處時，樹立原則很重要，而且一旦樹立原則，父母親自己也要遵守，如果父母親不小心犯了錯，

也要勇於認錯，如此才能取信於孩子。

　　記得女兒進入叛逆期後，有一天突然用很不好的態度對我頂嘴，第一次碰到這種狀況的我很是驚訝，質問她怎麼可以這樣對媽媽說話，想不到她理直氣壯的回我：「是你先凶的啊！」我聽了回頭一想，似乎確實是如此，這才忽然發現，身為父母的我們常不自覺的用語言或行為霸凌孩子，但當孩子用同樣的態度對待我們時，我們卻完全無法接受。

　　一有了這樣的反省，我立刻向女兒承認錯誤，但也告訴她，她這樣的行為並不妥，而且很傷媽媽的心，那麼是否我們都做一點修正，不要再用這種方式對彼此說話。經過那次的溝通後，女兒的叛逆行為就改善許多。

　　其實，我從孩子身上學習了很多，有時他們就是我們的一面鏡子，能看到自己的另外一面，或是平時沒注意到、習以為常的不當言行。每當我因為忙亂、心急而忽略自己的言行態度，口氣不好或音調提高，EQ 不錯的女兒便會提醒我：「你一定要這樣子說話嗎？」我也會立刻道歉並改變說話方式或口氣。在這樣的過程中，孩子與我都有所學習、成長，也培養出了良好的互動方式。

讓孩子愛上閱讀

　　相較於生活教育，我對孩子的課業就沒有過多的要求。我覺得比較重要的是讓孩子自己愛上讀書、愛上求知，我認為這是父母能

送給孩子最好的禮物。因為閱讀是學習能力的基礎，還可以提高孩子觀察和思維能力，促進想像力的發展。

所以女兒才幾個月大，剛能坐，我就抱著她，帶她看童書，指著五彩繽紛的圖畫講故事給她聽。嬰幼兒的注意力極短暫，所以要配合她翻書的速度；孩子喜歡重複，所以她 1 歲前幾乎要求我講了上百次〈七隻小羊〉的故事。

我晚上很少應酬，盡量回家陪孩子；就算晚上有事，也趕在孩子睡前回家，給他們講床邊故事，那段親子共讀的時光極其美好。終於女兒到了三年級，不耐煩陪弟弟聽那些簡單的兒童故事，開始自己選擇床邊讀物；兒子到了三年級也開始學姊姊自己讀書，不再需要我講床邊故事了，但我始終懷念那段親子共讀的溫馨時光。

那些共讀過的童書，孩子一直捨不得送人，他們說：那是他們童年的記憶。直到後來家裡要翻修，他們的藏書也愈來愈多，才不得不送給親友的孩子，但是他們仍然保留了兒時最愛的幾本書做紀念。我想這段共讀時光不僅讓他們愛上了讀書、培養了閱讀習慣和能力，也把許多美好的價值和親情的溫暖深植他們心中。

我這麼用心讓孩子愛上書，就是因為我也是愛書人，而且從書中獲益良多，正如香港富商李嘉誠所說：「在閱讀的過程中，我深深感受到知識改變命運。」記得小學二年級就被教室後面的童書迷住了，甚至放學後被鎖在教室裡而不自知，從此進入一個寬廣、深邃、充滿想像的世界，比真實世界更迷人。

　　我當時住在資源貧瘠的鄉下，書的來源很少，所以只要有書，我就如獲至寶、手不釋卷，除了向圖書館借書，所有的獎學金、零用錢也全買了書。書開拓了我的視野，豐富了我的心靈，鎔鑄了我的性格，鍛鍊了我的文筆，我認為自己後來升學、就業還算一路順遂，都是大量閱讀打下的基礎。

　　從事新聞工作後，因為製作「華視新聞雜誌」、「天涯若比鄰」、「放眼看天下」這些深度知識性節目的需要，更讓我求知若渴，瘋狂閱讀。

　　先生因為肝癌開刀之後，書也成為我求助的對象，透過深度閱讀以及實踐檢驗，讓我從一個對健康、營養毫無概念的素人，到能自助助人的養生達人。

　　孩子出生後，書更成了我的教練，我真的是「孩子照書養」，一本本《你的 ＿＿ 歲孩子》，讓我能理解孩子的心理發展階段；連如何訓練孩子上廁所，也照書中的方法，一試就成功。

　　書讓我與古往今來的哲人對話；書多元豐富的反射了這個世界；書在我迷惘、驚慌失措的時候給我指引；書是明師也是摯友，我希望孩子也能有這麼一位明師、摯友終生陪伴。

　　我見過許多孩子在父母的逼迫下考上知名學府，然後就宣布此後再也不念書了，也有很多人在大學畢業後就不再看書，所以除了從小讓他們接觸書，我也努力讓讀書這件事變得更有趣，譬如一面騎腳踏車一面玩詩詞接力，在車程上、旅途中玩成語連連看、比賽

說故事、講笑話。為了不讓他們過早受到 3C 產品的影響，我一直到他們上國中後，才開始讓他們使用手機與電腦。

另外，每個孩子的性向和天賦都不相同，我覺得父母可以伺機引導。例如，我的女兒語文能力好，兒子則是數理能力強，但我讓他倆都去上作文班與數學班。我認為中、英文能力是學習及與人溝通最基本的必需能力，也是一種對思考與表達的訓練，因此上作文班對女兒來說是增強她的天賦能力，對不喜歡文字的兒子來說，則是補他的不足。

上數學班則相反，對兒子來說是開發他的潛能，對女兒來說，則是為了考 SAT 的需要。雖然兩個孩子上一樣的課，但目的不同，我認為這也是一種因材施教。

讓天賦自由

多年前我拜讀肯·羅賓森（Ken Robinson）著作《讓天賦自由》（*The Element*）後，就非常認同書中所強調的：「人必須找到自身獨特的天賦與熱情，才能真正實現自我，成為理想中的自己。」透過自身成長經驗，我覺得實現自我非常重要，也是此生目的，因此我一向讓孩子決定他們想做什麼。

因為是自己想做的事，才會主動去求知與付出努力，也才能做得長久。同時因為做決定必須經歷自我對話的過程，一旦做出決定，就是對自己的承諾。由父母或旁人來說服孩子之所以常常沒用，就

是孩子隨時可以用「這不是我自己的決定」，來做為變卦的理由。

　　我認為與其替孩子做決定，倒不如啟發孩子的眼界與思維。有了清晰的眼界以及正確的思維，他自然會找到自己的道路；沒有對的思維，即使幫他鋪好了路，他也可能走不好那條路。我也覺得讓孩子適性發展很重要，父母過度的期望，反而會讓孩子負擔太重，適得其反。

　　當初，我是為了讓罹癌的先生有更強烈的幸福感與求生意志，才決定生小孩的。不過一旦生了小孩，我就決心要盡我最大的努力去陪伴與養育他們。

　　新的生命確實為我們夫妻帶來極大的滿足與幸福感，記得那時我每天回家看到門口孩子小小的鞋，心頭就湧上莫名的感動，內心也時時充滿著愛與喜悅。我真心相信我們的身體會變得如此健康，和那一段時期由內而發的喜悅有著絕對的關係。

　　我總認為，孩子有他與上天一起設定的生命藍圖，也會有他自己要走的生命歷程，不是父母能決定與控制的。我覺得孩子是菩薩送給我的禮物，我的職責就是把他們帶好。我很怕把上天送來的小天使帶壞了，所以很用心的照顧與教導他們，尤其重視建立正確的價值觀，這樣就能確保他們不致走上歧途，但未來他們要做什麼，就要靠他們自己去發揮生命的潛力。

　　如今我的孩子都已成年，也愈來愈成熟懂事。每次回國，我都能感受到他們的成長，他們也都懂得照顧自己的身心健康。我這才

發現，父母的擔心經常過多，只要適當的引導，孩子透過生命的經驗，自然會成熟、懂事，與其為他擔心，不如為他祝福，這是更正面的能量，對雙方都更好。

空巢期培養嗜好、享受生活的黃金時間

對我們夫妻來說，進入空巢期的好處，就是重新回到兩人世界，我們更能把注意力放在彼此身上。我們會一起去跳國標舞、爬山、旅行。同時我們都是專業工作者，所以也會在家裡找到各自喜歡的角落，安靜讀書或對著電腦工作，因為彼此都知道對方是在為自己的喜好或專業而努力，所以也不會互相打擾。我非常喜歡這樣互相了解與尊重的感覺。

孩子相繼出國念書後，先生堅持家裡不需要再請幫傭，起先我非常擔心自己無法兼顧工作與家務，但他從洗碗開始幫忙，負擔起許多家事。我一直覺得做飯是件很療癒的事，他則是覺得洗碗很療癒。因為他從事的研究工作通常需要很長一段時間才會看見成果，但碗一洗就乾淨了，很快就能從中得到成就感，因此即使家裡有洗碗機，他還是喜歡自己動手洗。

其實根據研究顯示，最有效的休息並不一定是睡覺、癱在沙發上看電視或什麼都不做，而是轉換去做另一種模式的工作。例如在電腦前工作一段時間、感到疲累時，就起身去澆花、洗菜或做點家事。這樣不僅能真正達到休息的目的，還能讓生活更有情趣。

先生自從發現做家事的好處和樂趣後，便十分樂意分擔家務。基本上，家中的硬體部分屬於他的管轄範圍，我則負責軟體部分。但我也慢慢教他做些簡單的菜。尤其在我示範像粉漾壺如此好用的烹調工具，只要簡單的幾個步驟，完全不用顧火，就能煮出很好吃的料理後，更令他也開始愛上烹飪。現在我們常常一起備料、做菜，享受烹飪的樂趣。

過去我們把大部分的時間與精力都花在工作上，現在有更多的餘裕來享受生活。動手整理院子、餵魚、灌溉花草、泡壺好茶、感受四季的變化，生活也變得更平衡了。如今我非常感謝先生的堅持，果然，人生永遠不要自我設限，換一種新的生活模式，反而有更多新的學習與體悟。

到了人生最後的二十年，通常已有一定的經濟基礎，兒女也長大了，生活中不再有太多的壓力與責任，正是可以享受人生的時刻。因此很多人開始去學習自己過去想做卻沒有時間做的事，然後發現，原來自己很會畫畫、吹薩克斯風，有人成了短跑健將、瑜伽女王……，開發出自己不曾想像過的天賦。

為了迎接人生最後的黃金二十年，我們都必須盡早開始培養體力，積極維持良好身心狀態，才能擁有精采的晚年生活，並且不成為兒女的負擔。我正努力朝這個目標生活著，也邀請你跟我一起，不論你現在幾歲。

我的養生體系 15　心是健康根本

「氣死我了」「壓力好大」「真不甘心」「活著有什麼意思？」這些是你內心一再重複的獨白，還是你常常脫口而出的口頭禪？小心，它們可能正是你失去健康的原因。因為養生，更要養心，心才是健康的根本，古人因此有「上養心，中養氣，下養身」的說法。

華人信仰了幾千年的釋、儒、道，都是在講心，所有古老文明也都認為心是智慧和精神成就的源頭。透過科學研究，現在人們對心與腦的運作愈來愈了解，也對心靈的力量愈來愈肯定。我們以前認為心和腦是個別運作的，但現在有很多研究都證實心腦是相依的，會透過荷爾蒙和磁場相連接。

過去，科學界一直認為「腦」是身心的掌舵者，不過現在有研究顯示，其實心臟才是我們體內最強的生物震盪器，會使身體其他部分、包含腦波在內的頻率都和它同步，所以「心」才是帶動身心走向的火車頭。

當身心和諧、平衡，身體的功能，包括免疫、呼吸、消化、循環、思考能力等，才能正常運作，因此心念對健康有很大的影響，當一個人存著善良、關懷別人的念頭時，他的免疫力會大幅提升。不少研究也顯示，信念可以啟動療癒的過程，只要患者對自己的治癒有信心，病情也會改善。

嘗試解開人體自癒力終極祕密的哈佛醫學院雷迪格醫師，在花

了十七年檢視許多不藥而癒的個案後，也發現我們的身體深受心智所影響，他說：「我們的信念會決定身體要往哪個方向去……，只有原諒自己、喜歡自己，先修復心靈，才能復原我們的身體。」

最近幾年「身心靈健康」這個概念愈來愈受到重視，也引起研究熱潮。我們以為的自己，其實可以分為身心靈三個層面。「身」（Body）指的是我們的身體，是物質面，也是談起健康大家最關注的部分。「心」（Mind）包括頭腦、心智、心理、情緒及各種念頭，是當下內在的運作，中醫稱為「情志」。「靈」（Spirit）意指心靈、靈魂，牽涉人與宇宙、信仰的關係，可以說是精神向度的自我。要獲得真正的健康，一定要身心靈都健康。

科學研究一再證實身心交互影響的密切，前文提到近年來有愈來愈多的研究發現，憂鬱症、焦慮症、自閉症、腸躁症、慢性疲勞等十分盛行的身心疾病，都和血清素的濃度有關，也和腸道菌失衡有關，代表心病有時候是身體引發的。

但情緒也會致病，譬如內心有壓力就會影響自律神經，導致血管收縮，引起高血壓。尤其人在發怒時，交感神經極度興奮、大量釋放腎上腺皮質素，造成心跳加快、血壓增高，更可能導致高血壓患者出現腦出血或形成腦血栓的狀況；心臟病患者則可能因為冠狀動脈痙攣而誘發心絞痛、急性心肌梗塞。這時候，只要學會釋放壓力、調節情緒、放鬆身心，就可以讓血壓恢復正常，比一味用藥物控制高血壓效果更好，而且治本。

　　很多不明原因的疼痛、心悸、失眠被證實與壓力、焦慮、憤怒、恐懼、哀傷這些情緒有關。即使是感染性的疾病，也可能與情緒和壓力有關，因為壓力會影響腸道菌叢，造成人體免疫力下降，增加感染生病的機率。

　　雖然目前我們尚未完全了解致癌的機轉，但癌症的發生與惡化與免疫力下降也有密切關係，有研究發現許多癌症患者的 T 型淋巴球數目明顯減少。

　　情緒壓力還會影響治療的結果，歐洲腫瘤內科學會（European Society for Medical Oncology）曾有報告指出，比起沒有憂鬱症的癌症患者，憂鬱程度較高的癌症患者化療效果較差。所以正確的觀念、思維和信念，以及良好的情緒管理，可能比使用昂貴的藥物和施行危險的手術，更能幫助患者消除疾病，甚至預防許多疾病的發生。

　　中醫也認為，想要不生病，除了要注意外在環境的風、寒、暑、溼、燥、火（熱）等六邪，更要警惕內在的喜、怒、憂、思、悲、恐、驚等七情。因為內在情感一旦過於極端或持續，就會導致氣血失衡，傷及臟腑而致病，而不同的情緒會傷害不同的器官，例如，喜傷心、怒傷肝、悲憂傷肺、思慮傷脾、驚恐傷腎。

　　不過，中醫也認為情志既可以致病，但又可以治病，也就是可以有意識的採用另一種情志活動，去調節、消除某種對人體產生不良影響的情緒，達到治癒疾病的目的，這就是轉換念頭以及情緒的驚人力量。

靜坐、轉念，正念減壓

而藉靜坐調伏內心、轉念、去除情緒垃圾、乃至提升心靈，正是我向聖嚴法師學習禪法所獲得的一連串身心效益，二十多年來，我一直努力實踐，深受其惠，它其實是有一套次第與方法的。目前流行的「正念減壓法」，方法是「在當下保持對內在的觀照，包括自己的身體動作、感覺心情、念頭想法等，並以開放、接納、不評判的態度，客觀如實的體驗自己的身心狀態，然後更進一步覺察外在的世界」，這正是從禪法衍生而來。

1993 年我初次參加聖嚴法師主持的三天禪修活動時，正處於身心最低潮：老公罹癌，兩年復發率高達 50%，五年存活率不到 15%，讓我彷彿身處漫長黑暗的隧道，看不見亮光；為了讓愛小孩的先生有幸福感，我努力懷孕，卻第二次流產，更讓我身心俱疲。

而我不僅在三天的禪坐練習中，學會放鬆身心的方法，並因而在三個月後懷孕成功，之後更因主持大法鼓節目的機緣，長年代觀眾向聖嚴法師請法問法，學會布施、持戒、忍辱、精進、禪定等許多清除妄念、轉換情緒、提升心靈的方法，並不斷練習，終於讓我嘗到了身心靈整體健康的滋味。

我記憶最深刻的是禪修期間突然湧現的懺悔。記得那是禪修的第二天，聖嚴法師教我們跪拜禮佛，要我們額頭碰地，伸出雙掌，想像用雙手托起佛陀的雙足，並用臉頰去觸碰佛陀的雙足，表示我

們的恭敬。同時他說，佛陀是「悟了的眾生」，而眾生是「還沒有悟道的佛」，因為眾生都有佛性，所以我們也應該以禮敬佛同樣的心禮敬眾生，以平等心對待所有眾生。那一刻我忽然淚流不止，心底升起深深的懺悔。

也許因為當時我是電視新聞主播，同時也身兼節目主持人，到哪都受到注目和重視，加上在大學念書時期就被老師灌輸新聞記者是「無冕王」的觀念，因此或多或少有些驕傲自滿，或許它存在於我的潛意識，平常沒有察覺，但聖嚴法師的話卻觸動我的內在，讓我頓時升起懺悔心。

那些奔流不止的淚水，也洗去我內心剛強的武裝，讓我的心地更加謙卑柔軟，似乎預備好土壤，讓更多好的觀念有機會在我心中生根發芽。

這電光石火、深入靈魂的剎那，到現在依然銘刻我心，時時提醒我「縮小自己放大別人」。而從那時起養成經常做早課和打坐的習慣，也是從唸懺悔文開始，顯見佛法了解人的習性頑強，需要經常懺悔才有改變的契機。

其實許多宗教也都重視懺悔，因為懺悔是心靈改變的第一步。但懺悔只是承認、接受自己的不完美，並發起願心希望改進，但也同時認知自己的價值與獨特，並不是無止境的悔恨、自怨自艾、甚至討厭自己或以為懺悔了就可以明知故犯，這些仍然是負面念頭和情緒，讓身心充滿負能量。

改變心念、提升智慧

聖嚴法師說過，佛法就是心法，修禪就是「鍊心」。因為「萬法唯心造」，心是一切的源頭，我們所經歷的一切都是我們的心召喚來的，所以內心有煩惱、痛苦，重點不是改變外在的環境，而是要改變內在的心念、提升智慧。

所以聖嚴法師指導我們藉靜坐、專注呼吸，讓妄念紛飛、心猿意馬的心逐漸平息下來，安住在當下，並由定、靜生智慧。他也提醒我們要時時覺察內心的起心動念，注意由內心生起的念頭是妄念還是正念，如果有貪婪、瞋心、愚痴、傲慢、懷疑等念頭，可以用佛法的智慧置換，讓自己念念分明，念念都是正念。

一開始我有些不以為然，覺得念頭有什麼殺傷力，它只存在我的心裡，又沒化為行動，別人既看不到、摸不著、也不會因此受到傷害，所以誰要是對不起我，就在心裡咒罵他，既可以洩心頭之氣，又不會有什麼副作用，有何不可？

後來我才明白，念頭其實是一種能量，負面念頭帶著負面能量，會耗掉你很多正能量，讓你身心疲勞；其次，念頭會引起情緒，憤怒、不滿、嫉妒、恐懼會引發相應的情緒，導致身體分泌壓力荷爾蒙傷害健康。更糟的是，同樣波長的能量會互相吸引，所以負面念頭會召來更多負面能量，讓波折接二連三，難怪大家常感覺「倒楣的時候總是禍不單行」。

記得有一次在訪談中請教聖嚴法師：「若辦公室一直有人背地

中傷你，甚至拉幫結派排擠你，該怎麼應對？」我以為法師一定會說：「不要跟他一般見識，好好做自己的事，日久見人心。」沒想到法師的答案竟然是：「要慈悲他！慈悲他不知道自己愚昧、魯莽，種下惡因，祈求佛菩薩賜他智慧。」

聖嚴法師還說：「有些人看起來給你很大壓力，甚至傷害你，但其實他也刺激你成長，因此你也要感恩他，因為他是你的『逆增上緣』，也算是你的貴人。」

我當時很驚訝，疑惑這常人能做得到嗎？後來陸續讀了很多資料才知道，一個正面的念頭可以產生好的情緒，像寬恕、愛、感激等都能促進分泌更多好的激素和神經傳導素，調節自律神經系統，以及腦部主管情緒和社會行為區域的活動，協助釋放壓力，增加細胞含氧量，提升免疫力，減少疾病的發生，或縮短身體的自癒時間。

原來，對別人慈悲就是對自己慈悲，祝福別人就是祝福自己，因為正面的念頭也會召喚更多好的能量，助你掌握機會，做出正確抉擇。消除我執，更是清除內心經年累月堆積的情緒垃圾最根本有效的方法。

一般人最重視的就是自我，牢牢的抓住「我」和由之衍生的「我的」。但是佛法的核心是「無我」，認為根本沒有永恆不變的我，而過分執著「我」，就是煩惱和痛苦的來源。不過要破除「我」這個根深柢固的觀念談何容易，還記得聖嚴法師有一次在「大法鼓」節目中，直指核心的問我說：「人的身心時時刻刻都在變化，過去

的你、現在的你、未來的你，前一秒的你、後一秒的你，都不同，到底哪個是你？」當場問得我啞口無言。

既然「我」是時時刻刻變化的，沒有一個真實不變的我存在，那又有什麼好執著或能執著的？我執或自我中心觀念霎時就淡了，依附著「我」以及「我的」那些累積的情緒垃圾，諸如不滿、計較、討厭、怨恨、嫉妒、恐懼等自然就消散了，煩惱也漸漸少了。我永遠忘不了當心靈垃圾清除一空時，那種身心輕鬆自在的感受。

有人說，疾病是心靈透過身體發出的求救訊號，所以我們除了找出疾病背後的心理密碼、釋放情緒毒素，也可以探索是否是靈性未能得到滿足。有人生活的一切都不錯，就算有問題也不是真的麻煩，卻覺得自己不重要，找不到活在這世界的必要性，因而陷入低潮或沮喪。這很可能是靈魂在悲傷，因為沒有完成對自己生命的期望，覺得對不起自己，而這正是靈性向上提升的好時機，所以佛法認為「煩惱即菩提」，因為有煩惱才會尋求解答、找到智慧。

推廣防癌觀念，解開抗癌密碼

我一直感念聖嚴法師用禪法引領我走上身心靈整體健康的道路。2009 年聖嚴法師捨報，我非常難過，想起他一直期望有更多人能協助他推廣禪的生活方式，嘉惠更多眾生，我卻因孩子還小、事情很忙覺得力有未逮，始終不敢承擔。於是我便發願，如果有機會，我願意用我幫助先生重獲健康的經驗，盡一己之力來幫助其他人減少

身心的病苦。

　　沒想到真的如佛法所說「有願就有力」，一發願，機會很快就來了。2010 年我受推舉接任癌症關懷基金會董事長，於是號召有志一同的醫師、教授、營養師、企業家，開始幫助癌友學習自我照顧的方法，走上康復道路；為了預防癌症，我們也決定走入校園，教導學童正確飲食的方法，期望照顧、預防雙管齊下，終能逆轉國內癌症發生率。

　　我們協助癌友的方法與綜合腫瘤學（Integrative Oncology）學者凱莉‧特納博士（Kelly Turner）實地調查自發性好轉的癌症病患所歸納出的抗癌密碼如出一轍：

1　改變飲食清單

　　這是癌症關懷基金會鼓勵癌友採取的第一步，並為癌友打造符合個人需求的黃金飲食密碼，加上綠拿鐵和豆穀漿這健康兩杯，從飲食營養啟動，改變發炎體質。

2　積極抗癌不懈

　　我們發現，癌症關懷基金會抗癌成功的個案都展現出強烈的求生意志，積極尋求親友和外界的正面援助。

3　提升正向能量

　　生病代表體內積壓了太多負面情緒，唯有徹底改變思維模式，釋放內心的負面情緒，如害怕、生氣和悲傷，讓正能量流通才容易康

復。所以我們除了引導癌友記錄每日三餐的飲食內容、檢視是否符合黃金密碼，也鼓勵他們在紀錄本上寫下三件感恩或開心的事，很多癌友都反映這逐漸改變了他們的思維模式，提升了正能量。

4 經歷愛與喜悅

多數受訪病人提到持續的愛和幸福感幫助他們戰勝癌症。癌症關懷基金會的癌友飲食指導計畫，正是一個傳遞愛與關懷的平台，希望通過志工、營養師、捐款人無私且源源不斷的愛，使癌友經歷喜悅，產生幸福感，甚至投身志工，繼續用自己的生命故事改變另一個生命的歷程，並對周遭的人、事、物，心懷感恩。

十多年來我們照顧了上千位癌友。不少癌友在三個月的飲食專班課程後，健康情況和健檢指數都有長足的進步；許多醫師宣判末期的癌友，現在成為活躍的志工；甚至有癌友在化、放療無效的情況下，六個月後，癌細胞全部不見了。在他們身上我再次驗證真的有「抗癌錦囊」，那就是身心靈的整體健康。

事實上，抗癌密碼也是一般人健康的密碼，不論是反覆發作的小症狀，或是各種慢性病，甚至癌症等重大疾病，都能透過飲食調整、情緒轉換、靈性提升，將「卡」在身體裡的致病因素一掃而空，改善身心失衡、提升自癒力，重拾健康。

曾經，我不明白為什麼我和先生會失去健康，甚至一度靠近死亡蔭谷，我不甘、不平……。現在，回顧我走過的路，我深刻感受

到，其實我一直走在一條預備好的道路上。上天以一個又一個偶然，引領我發現自己的熱情和天賦、創造我完成使命所需要的條件，幫助我一步步實現我的生命藍圖。

　　其實每個人的生命都是一趟學習之旅、也是發現之旅，年輕時，我們常常會向上天祈求好運和庇佑，但經歷了很多事，我們終將發現自己其實一直是被祝福的，宇宙的終極能量就是愛，生命中的點點滴滴 —— 困難、挫折、淚水，都有它的道理，沒有白走的路，所以無須追悔，不必抗拒，我們需要的只是感恩、接受、面對、處理、放下，一切都會是最好的結果。

我的養生體系 16

我的健康投資

　　人生最珍貴的資產是健康，人生最稀有的資源是時間。

　　為了維護健康，我堅持自煮。為了善用時間、享受生活、實現更多人生夢想，我一路尋尋覓覓，陸續找到了許多省時省力的健康好幫手。所謂工欲善其事，必先利其器，我發現這些「健康好幫手」都是非常值得的健康投資，為了節省大家詢問或搜尋資訊的時間，在此一一分享我的使用心得，提供參考。

1 Vitamix 調理機

　　我能幸運找到這台用來幫助罹患肝癌的先生進行食療的救命武器，也是來自專家學者的分享。

　　自從閱讀美國營養學者奎林博士的著作《用營養戰勝癌症》，學到「全果汁」這個概念，我便開始使用他推薦的「專為吸收全食物營養所設計的 Vitamix 調理機」打精力湯，因為它獨特的設計包括雷射切割鈍刀、環保高效能馬達，以及食安級耐高溫材質的容杯，能夠把植物纖維打得非常綿密細緻，不僅釋放出最多的營養和豐富的膳食纖維，而且安全無毒，讓我能用最簡單易行的方式獲得全家最需要的健康。

　　具有百年歷史的 Vitamix 調理機非常耐用，加上台灣代理商提供有效率的維修保養和零件更換服務，我的第一台調理機足足使用了二十多年，直到這幾年有「超跑級調理機」稱號的 A 系列機型問世，我才更換，並且把舊調理機送給親友繼續使用。二十多年前我用 2 萬元購買，平均下來一年花費不到 1,000 元、一天不到 3 元，真是最划算的健康投資。

　　我最喜歡 A 系列機型的智能設計，可自動偵測不同容杯和食材，非常安全；高度科技化，可定時、計時，還有自動料理模式掌握絕佳口感；而高達十九段的變速，彷彿駕馭超跑，可隨心所欲複製米其林主廚的創意料理。尤其智能配件杯碗組，可以打少量的香料、穀物、堅果粉或嬰幼兒食物，料理方式更多元也方便儲存。更別提

它時尚的外型，擺在廚房就是品味和智慧的最佳表現。

　　特別讓我放心的是它的容杯是用無雙酚 A 的材料做成的，無毒、易清洗，而且不會因草酸、果酸、熱水的侵蝕而產生有毒化學物質，讓我吃得很安心。更好的是它什麼都能打，綠拿鐵、豆穀漿、濃湯、冰淇淋、芝麻醬，還可以做糕點，甚至連洗愛玉都超方便！讓我很容易隨時為家人變出美味幸福料理。本書分享的許多食譜也是利用它獨特的性能完成的。

　　不只我喜歡 Vitamix 調理機，國內一些專業實驗室也發現它能把纖維打得極細緻，方便做各項檢驗，比專為實驗室設計而且價格貴三倍的均質機效果還好，目前已經有十二家實驗室採用。Vitamix 也屢獲歐美國際大獎肯定，包括德國 Plus X Award、The LifeCare Initiative 大獎、美國 Best in Biz Awards。

應用料理

▶ 80 頁　精力湯／綠拿鐵

▶ 80 頁　豆穀漿

2　蒸燉鍋

　　蒸是我最常使用的料理方法，不僅簡單方便、健康無油煙，而且保留食物的原味和營養。尤其魚和海鮮含有有益人體的 DHA 和 EPA 等 Omega-3 脂肪酸，這些脂肪酸最怕高溫，氣炸、油炸、油煎

等料理方式，容易加速維生素流失與蛋白質變異甚至產生毒素。而清蒸通過蒸氣加熱，食物加熱的溫度不超過 100℃，能夠保留最多有益脂肪酸和維生素。

　　蔬菜用蒸的，也能鎖住大部分的維生素和水分，所含的多酚類營養物質（例如黃酮類的槲皮素）數量，明顯高於用其他方式烹調。蒸還可以變換各種風味，如添加橄欖油、胡椒鹽調味，或蒜蓉醬油、芝麻醬、和風醬、柚子醋、梅子醬等。蒸的菜比較軟嫩，更容易消化吸收，對於有胃痛、胃酸或胃炎症狀的人，或工作壓力大、陰虛火旺的人，有保健護胃的功效。

　　也因此，精巧美觀、只有 A4 大小、不占空間卻有超大容量，而且全自動、免看火，還有防乾燒雙層保險設計的「北鼎 BUYDEEM 多功能蒸燉鍋」，就成了我的新歡，完全取代過去使用的進口大蒸爐和傳統電鍋。北鼎蒸燉鍋加熱的速度比大蒸爐還快，能瞬間鎖住食材鮮味及營養；而且獨特的天窗弧度設計使鍋內不漏水、食物不再水淋淋；架上雙層蒸架，還可同時蒸燉多道菜，乾淨蒸氣與蒸後水氣分離，也讓菜餚的味道不互相混雜。

　　我常說它小小一台可抵六台，因為它同時擁有蒸、燉、做優格、副食品、消毒、解凍等多種功能，省空間又超實用，所以我家裡那台比它貴了六倍、體積大三倍的大蒸爐只好黯然退位。想送給親友，因為占空間而乏人問津，只好放在車庫的儲藏空間，真是浪費，又怕扔了製造垃圾，所以買錯家電真的很頭疼。

自從有了北鼎蒸燉鍋，宅在家開線上會議或者忙著寫稿，再也不用為火爐上的菜餚分心，只要準備好食材、稍加調味，就可以預約菜餚完成時間。忙完會議、寫完稿，菜也煮好了，再也不用揮汗站在爐邊顧火，或擔心會不會燒焦、有沒有忘了關火。特別是運動完肚子餓又滿身大汗，不知該先燒菜還是先洗澡，有了蒸燉鍋就不用左右為難，先把食材蒸上，再去洗個澡，就能神清氣爽，好好享用餐點，真是大快人心。

榮獲 2020 年美國工業設計獎的北鼎蒸燉鍋還有許多貼心設計，例如免開蓋加水，避免加熱中掀蓋遭蒸氣燙傷，兩側都有注水孔，可以清楚看到注入的水量；透明玻璃上蓋可以清楚看到食物燉煮情況，避免不斷掀鍋蓋觀察；另外長形設計可以蒸整條魚，再也不用斷頭去尾；開蓋就能直接端取食物，側邊沒有遮擋，不用擔心遭鍋緣燙傷，或夾取時碗盤滑落。

尤其讓我驚喜的是它的智能變頻設計，1 小時用電約 0.46 度，比電鍋約 0.8～1 度和吹風機約 0.8～1.25 度還省電，這讓關心環保的我大大滿意，也是電價不斷上漲中的小確幸！

應用料理

▶ 222 頁　蒸七彩蔬菜

▶ 236 頁　蒲燒鰻魚鮮蔬飯

▶ 242 頁　清蒸鮮鮑魚

3　北鼎粉漾壺

　　這也是我愛不釋手、每天必用的好幫手。早上起床後，先用粉漾壺燒開水，接著清洗打綠拿鐵需要的蔬菜，菜洗好了，水也開了，把菜放在金屬或陶瓷容器中，倒出粉漾壺裡的滾燙開水汆燙一下，約 30 ～ 50 秒，當聞到蔬菜的氣味時，代表營養已開始釋出，立刻取出，稍放涼，就可放入調理機容杯準備打綠拿鐵。

　　我每晚都用粉漾壺來做優格，只要將 450 毫升牛奶倒入玻璃燉盅內，再加入半包優格菌粉，攪拌均勻，蓋上燉盅蓋；壺中倒入好水 1,000 毫升，架上燉盅架，再將燉盅放入，依照使用說明設定為優格功能，8 小時後，優格就做好了，所以每天起床都有溫優格等著我。我把它加進綠拿鐵，增強免疫力，補充鈣質和蛋白質，還補充好菌，一舉好幾得。

　　有時在溫優格中加入各種全穀片、再放上切好的水果、芝麻醬也是很好的早餐。我曾試過許多方法做優格，最終都半途而廢，因為太麻煩，或擔心會有雜菌或衛生問題，粉漾壺徹底解決這些困擾。

　　用粉漾壺煮湯水更是方便。防疫期間我用它來煮防疫茶；覺得肺寒，煮二神湯；去溼，煮五紅水；養顏美容，煮銀耳蓮子湯。它更像是一個人的廚房，可以外壺燉湯，內盅煮飯，湯好了把洗好切好的青菜放入汆燙一下，一個人的經典餐或兩個人的甜蜜餐輕輕鬆鬆就完成了。它還能一壺起兩種味，外煮鹹湯、內煮甜湯。

　　只要按個鍵，就能完成九種烹調設定：燒開水、花果茶、養身湯、

銀耳湯、優格、燕窩、熱牛奶、煲湯、粥品，統統不用看火，一鍵完成。煮紅豆、糙米、薏仁、花生等難熟的豆類和穀類更可以看出它功能的強大，不僅免泡水，而且煮出來湯水清澈、食材粒粒分明、口感綿密細緻，連過去遠庖廚的我家先生也很快就上手，尤其火候、熟度控制得恰到好處，讓他瞬間變大廚。

粉漾壺獨特的變頻溫控設計，不僅能根據食材調整火候，還省時省電，功率 840 瓦，1 小時用電只約 0.25 度，而一般快煮壺功率 1,000 瓦，1 小時約用電 1 度。它還有 45 秒自動斷電防空燒的設計，讓常忘了關爐火的我大感安心；多沸點自動辨識，上山、下海、居家、外出運用自如。超強功能加上安全、環保愛地球，一用上「飲」。

應用料理

- ▶ 140 頁　消暑綠豆水
- ▶ 142 頁　去澤四神湯水
- ▶ 144 頁　養血五紅水
- ▶ 146 頁　散寒二神湯
- ▶ 223 頁　紅燒豆腐魚片
- ▶ 224 頁　四神排骨湯和燙青菜
- ▶ 246 頁　芝麻牛蒡
- ▶ 248 頁　紅燒豆皮

4 Vitaway 淨水器

不論是清洗、浸泡或飲用，使用的水都很重要。蔬果如果要連皮吃或生鮮打精力湯，也建議使用已過濾、可生飲的好水清洗乾淨，以免自來水中的氯附著於蔬果上。

　　前文頁 116 提到，為了能喝到世界衛生組織定義的好水，我請製造廠商在原有的基礎上改良，為我量身打造一款含適量礦物質的淨水器 Vitaway 淨水器，不僅可生飲，而且水質甘甜適口，可見我對喝好水和用好水料理食物的堅持。我還會用好水來洗米、洗蔬果、泡黃豆、泡昆布高湯、泡茶，希望所有食物經過清洗、浸泡，更能促進活性，帶出它們潛藏的好味道和好營養。

　　喝純淨、甘甜的小分子礦泉活水，的確能加速吸收、促進身體新陳代謝。這歸功於 2003 年諾貝爾化學獎得主彼得・阿格雷（Peter Agre）以及羅德里克・麥金農（Roderick MacKinnon）的研究，他們在細胞膜上發現水通道，這是個非常狹窄的通道，並不是所有水都能順利的通過細胞膜水通道進出細胞，要排成單一縱列才能進入細胞。

　　小分子團水的水分子直徑與細胞膜水通道的直徑相近，比起大分子水團只要消耗更少能量就穿過細胞膜。同時，細胞膜上還有離子通道，能過濾及允許特定的離子，以每秒成千上萬的數量迅速進入細胞膜，而非傳統認知的要經過消化系統緩慢吸收。因此經過礦化處理、含有離子化礦物質的水分子，就能快速通過離子通道。

　　經過持續更新改良，現在 Vitaway 又推出了第三代淨水器，除了保留以往零耗電、零廢水、保留有益微量元素、可生飲的特點，更進一步往減塑愛地球方面做了很多努力。

　　尤其淨水技術採用美國太空總署（NASA）商轉的淨水科技，使

用帶電荷的奈米纖維加上活性碳來吸附水中的污染物，能有效去除水中各種有害物質，包括塑膠微粒、有機酸、病毒、細菌、細胞碎片和殘留藥物等，不僅純淨安全，而且壓阻小出水量大，洗菜煮水不需等待。使用好水不用等，還能省水減塑愛地球，讓我超期待。

5　Vitaway 森林 SPA 沐浴器

　　當初我家房子改建時，設計師就建議裝設全戶式的除氯裝置，我也去看了市面上的相關產品，發現除了裝置費用很高，每年換濾芯的價格也很驚人，擔心不環保又浪費，所以沒裝，但是心裡一直猶疑：洗個澡真會吸入那麼多氯加熱所產生的三鹵甲烷嗎？

　　後來收集的證據愈來愈多，心裡愈來愈擔心，尤其美國化學協會發現：洗澡時所吸入有毒的三鹵甲烷比平時高六至一百倍，而我又喜歡沖或泡熱水澡，所以在各種證據鐵證如山之下，正好我愛用的淨水器也研發了用同款獨家專利濾芯生產的沐浴器，我近距離觀察後，知道設計、用料都很用心，而且除氯效果高達 99% 以上，是市面上最好的，濾芯還可以更換，比較環保，這也是我一向追求的，就趕快裝上了。

　　經過台灣檢驗科技公司（SGS）測試，Vitaway 森林 SPA 沐浴器每毫升會產生 1,231 個負離子，洗澡就像做森林 SPA，不過我還是有點半信半疑。沒想到裝了兩個月，發現原本粗硬的髮質都變柔順了，皮膚也比較不乾燥，效果竟然這麼明顯。

　　還有部落客分享他在使用 Vitaway 森林 SPA 沐浴器之後，皮膚長疹發炎的狀況改善不少，同時家人因癌症化療，皮膚會乾燥發癢，使用後，這些問題也獲得緩解，甚至臉部不擦保養品也不覺得乾燥。一連串親身及其他使用者的心得，不由得不信服，立刻決定孩子的浴室也要裝，讓全家都能洗出健康和美麗。

6 好用的清潔物品

橘寶濃縮多功能蔬果洗淨液

　　二十年前我剛開始喝精力湯時，因為害怕農藥、果蠟，水果大多削皮後再打精力湯，後來經國內有機農業及環保先驅林碧霞博士引薦使用「橘寶」清洗，才真正落實全食物的理念。

　　通常有皮的蔬果，像是番茄、葡萄、蓮藕，我都會先沖掉灰塵，再用半盆水，噴兩下「橘寶濃縮多功能蔬果洗淨液」，稍加浸泡，將農藥、雜質解離，再用清水沖洗，最後再用好水沖洗一遍。即使是橘子、柳橙、奇異果等不吃外皮的水果也洗過再切，以免外皮的髒污經由刀切污染果肉。

　　蘋果是精力湯常見的食材，最好連皮一起打。在清洗蘋果前，我會準備一盆清水，輕噴兩下「橘寶」，把蘋果放入浸泡約 1～3 分鐘，接著進行「刷皮去蠟」工程，利用鬃刷或淡褐色菜瓜布用力擦洗，去除表層的食用蠟。蘋果、南瓜、胡蘿蔔、白蘿蔔、甜菜根等

外皮較強韌的蔬果或根莖類，我都會這樣處理；其他像是小黃瓜、青椒、苦瓜等表皮凹凸不平、不易洗淨的蔬果，則建議以軟毛刷子刷洗過，再以好水沖乾淨。

青花菜的花蕾部分有一層果蠟，不溶於水，很難清洗乾淨，尤其如果不是有機種植，果蠟會將殘留的農藥整個包起來，所以我通常會手握花梗部分，把整個花蕾泡在噴了橘寶的水中旋轉個幾次，大約 1 分鐘，然後用清水沖洗，這時就可以發現水能沖進花蕾中，最後再用好水沖洗乾淨，切成小朵後再用好水清洗一次。

多年的使用經驗，讓我覺得「橘寶」真是寶，它是由食品級的橘子油調製而成，高濃縮，不含一滴水，也完全不含化學添加物或稀釋劑，因此洗淨力超強，完全不用擔心殘留或餘毒會傷害身體、污染環境。

橘寶是我心目中最「綠」的清潔劑，也是我家唯一使用的清潔劑，用它來洗碗、清理廚房、浴室、擦地板，不僅用量省、清潔力強，還有淡淡的橘子香，C/P 值超級高。我推薦給許多朋友，他們都很喜歡。林碧霞博士當年研發橘寶就是為了愛護台灣這片土地，因為橘寶高濃縮，1 瓶 300 毫升含有 600 顆橘子的精油，省掉許多包材，也大大減少物流運送的碳足跡；低泡沫、好沖洗，省水愛護水資源；成分天然，高生物分解，環境零負擔。這麼多年來橘寶也是我實踐環保愛地球的好搭檔，在地球暖化日益嚴重、氣候變遷帶來各種災變的此刻，希望有更多人跟我一樣挑選真正環保的清潔用品。

橘寶活氧酵素環保去污粉

　　你跟我一樣不愛刷洗燒焦的鍋子、油膩的碗盤和積了茶垢的茶杯嗎？現在我都用懶人清潔法處理，那就是泡著、等它變乾淨。因為我愛用的橘寶洗淨液又有了姊妹產品「橘寶活氧酵素環保去污粉」，它使用全球首屈一指的丹麥長效型酵素，不僅適用冷熱不同溫度的水，而且活性更持久。

　　不管是燒焦的鍋子、厚重的污垢，還是刷洗不到的細縫處，只要泡著就能變乾淨，髒污自動浮起來，用刷子輕輕刷一刷或水沖一沖，立馬變乾淨，同時去垢、抑菌、除臭一次完成，零香精、零石化成分、零螢光劑，讓我輕鬆享受潔淨又安心的生活！用它來清洗洗衣機也超棒的，我親眼看到洗完後的洗衣機內部光潔如新，連幫忙打掃清潔的幫手都讚嘆不已。

　　好東西不寂寞，2022 年橘寶全系列產品榮獲第二十屆台灣品質金像獎，這是長達二十年對消費者的承諾、對環境保護的信念、對健康飲食的追求，堅持做對的事，不加一滴水、摒除所有不需要的成分，以最純粹的品質經過嚴格審核而獲得的金獎冠冕，這樣環保愛地球的產品也是我經常分送朋友的好禮。

大豆胜肽

　　我在打綠拿鐵或精力湯時都會加大豆胜肽，經常有人問我大豆胜肽是什麼？它其實是蛋白質的升級品，也就是將大豆蛋白經過酵

素水解，把大分子蛋白質轉變成由幾個胺基酸組成的極小分子量物質，就叫胜肽。

　　人體就是以胜肽的形式吸收蛋白質，所以大豆胜肽的優點就是可以快速、直接吸收，不增加消化系統的負擔，並能調整人體生理功能，迅速補充營養。加上胜肽本身的低蛋白抗原性，非常適合手術前後、病中病後調養、乳糖不耐症以及營養不良患者做為長期營養補充品。

　　尤其讓人安心的是：大豆胜肽使用非基改大豆原料，採用日本水解技術、仿效人體消化過程製造，胜肽最高含量達 20%，還含有豐富礦物質、多種維生素和葉酸，完全無添加香精、甜味劑、色素、防腐劑等，產品更逐批送檢，通過 SGS 多項安全檢測認證。

　　癌症關懷基金會的資深營養師曾告訴我，她想幫助癌友提升體內的蛋白質，在試過各種方法都無效之後，她建議病人補充大豆胜肽，結果蛋白質很快就達標。在蔬果精力湯中加大豆胜肽，不僅能增加優質的植物性蛋白質，還可以加速營養的傳輸、調整生理功能，並提升風味。

　　大豆胜肽也可單獨沖泡飲用，減少肝腎代謝蛋白質的負擔，尤其對蛋白質消化吸收功能不佳的人（我就曾經是其中一員），是很大的福音，不僅解決我多年蛋白質吸收不良的問題，並且隨著蛋白質吸收足量，改善體質、修復組織，改善生理功能。現在我已經沒有蛋白質消化吸收不良的情況，但仍然固定加入精力湯中，以補充

因年歲增長而提升的蛋白質需求。

　　補充大豆胜肽也可以提升免疫力。有位粉絲跟我分享，她年過60，去年罹癌開了兩次刀，在疫情期間與長年糖尿病的先生雙雙確診，家人本來很擔心，但他們卻快速康復。她認為原因是罹癌後改變了飲食習慣，並且每天喝綠拿鐵、豆穀漿都會加大豆胜肽，確診時依然維持相同的飲食習慣，所以病況輕微，尤其是長年糖尿病的先生只咳嗽一晚，隔天就開始復原，確診期間說起話來依然鏗鏘有力。

穀豆植物蛋白

　　我非常重視三餐定時定量，但礙於工作，有時難免無法在應該吃飯的時候用餐，這時候穀豆植物蛋白就成為我充飢、補充蛋白質的救急好物。

　　有些企業為了兼顧效率及員工健康、成長，利用午餐或餐後時間舉辦演講，這時受邀擔任講師的我根本來不及吃飯，我就會將 1 包穀豆蛋白粉加在裝滿溫水的搖搖杯裡，隨手搖一搖，立刻變身溫潤可口又有飽足感的蛋白飲，配上 1 片全麥吐司和 1 份水果，也算營養均衡的一餐。而且可以邊開車，邊慢慢進食，很優雅自在，也不會因為趕時間匆忙進食而影響消化，或把自己弄得手忙腳亂。

　　運動前後也是我補充穀豆蛋白的時間。運動前有時來不及用餐，也不宜吃太多，喝 1 杯穀豆蛋白很有飽足感，卻沒有太大負擔。運動後 30 分鐘內攝取良好比例的碳水化合物和蛋白質，不僅能減輕肌

肉痠痛和疲勞，還有助增肌減脂，1 條中型香蕉加 1 杯穀豆蛋白是很好的組合，而且 1 包穀豆蛋白 32 克，含蛋白質 20 克，超過 550 毫升無糖豆漿的含量，熱量才 121 大卡，不用擔心熱量超標。

女兒最近嘗試健康飲食：無肉、不蛋奶、盡量少麩質、多蔬食、吃點魚和海鮮，在外用餐比較不方便，只好盡量自己動手做。但她的工作排程時早時晚，也經常誤餐，所以我也送她穀豆植物蛋白粉和搖搖杯，讓她隨時隨地補充純素但含完整胺基酸的蛋白質營養，加點無麩質穀片和沙拉就可以取代一餐。

市面上純素又含有完整胺基酸的蛋白粉不多。穀豆植物蛋白採用穀類加豆類，穀類可以補足豆類缺少的甲硫胺酸，豆類可以補足穀類缺少的離胺酸，不僅突破胺基酸限制，而且更優質、純粹；零膽固醇、零動物脂肪、零乳糖，身體零負擔；加上無過敏原，無奶、無蛋、無香料、無色素、無膠體；很適合不吃蛋奶或蔬食者，尤其它使用燕麥取代膠體，不僅無人工添加物，還增加了燕麥的營養，包括水溶性膳食纖維。

低熱量、原味、純素的穀豆植物蛋白，還添加專利黑酵母發酵物，有助提升行動力、維持免疫力，很適合運動健身族、蔬食者、忙碌加班、外食及三餐不定時的人隨時隨地補充能促進生長、修補組織、調節生理機能的蛋白質。

爲促進健康
盡一份心力

這本書從起心動念到書寫完成耗時四年，最要感謝的是背後推手天下文化編輯總監楊郁慧，從最初的討論、企劃、訪談，到後來的催稿、編輯、拍照、影片製作，她無役不與，有推力，但也有耐心，給作者思考、卡關、驗證、改寫的空間，終能一步一腳印，完成這部涉及層面廣泛、編輯製作繁瑣的養生自癒地圖。她參與此書最大的感想是：這本書的讀者賺翻了。希望讀者也能有一樣的感受！

其次要謝謝慈敏，參與訪談、文字整理、完成初步草稿記錄，耗費不少心力，中間還碰到親人及朋友罹癌，讓她覺得參與這本書更有意義。

也要謝謝小瓶仔費心繪製插圖，使視覺內容更豐富、更具體，並感謝本書執行編輯許景理，發揮細心與耐心，整合全書包含文字、影片、插畫、照片等多項環節。

還有我的社群媒體經理兼祕書黃筱蓉，始終參與中間聯繫，日程安排、食譜拍照、文稿版本確認及合約等諸多瑣碎又重要的細節。

另外大侑健康的一群小天使，每逢我出書，他們總是提供不少人力與物力的支援，一併感謝。

最最要感謝也覺得深深對不起的是先生和家人，這幾年，尤其

是後兩年進入緊鑼密鼓的書寫期，全家人跟著縮減週末的家庭日和旅行計畫，跟我一起備戰，書寫成為最重要的日常。難怪完稿日，先生大呼：「從此可以自由了！」並開始草擬一個又一個的旅行計畫，先從被荒廢已久的爬郊山開始。

　　一場新冠肺炎讓「健康促進」成為全民共識，也是人類 21 世紀最重要的目標，謹以此書獻給所有追求健康的朋友，讓我們為自己、家人、親友和識與不識者的「健康促進」盡一份心力。

國家圖書館出版品預行編目（CIP）資料

時時刻刻微養生：陳月卿30年養生全精華,打造
身心全方位自癒地圖/陳月卿著. -- 第一版. -- 台
北市：遠見天下文化出版股份有限公司, 2022.11
　　面；　公分. -- (健康生活；BGH205)
ISBN 978-986-525-920-4(平裝)

1.CST: 養生 2.CST: 健康法

411.1　　　　　　　　　　　111017485

健康生活 BGH205

時時刻刻微養生

陳月卿 30 年養生全精華，打造身心全方位自癒地圖

作者 ── 陳月卿

總編輯 ── 吳佩穎
人文館總監 ── 楊郁慧
責任編輯 ── 許景理
編輯協力 ── 吳芳碩
插畫 ── 小瓶仔
影片編製 ── 遠見創意製作
影片示範 ── 陳月卿、黃惠汝
封面攝影 ── 有 fu 攝影
內頁攝影 ── 果得影像 Po-Chao Huang
美術設計 ── 鄒佳幗
內頁設計、排版 ── 蔚藍鯨（特約）

出版者 ── 遠見天下文化出版股份有限公司
創辦人 ── 高希均、王力行
遠見・天下文化　事業群董事長 ── 高希均
事業群發行人 / CEO ── 王力行
天下文化社長 ── 林天來
天下文化總經理 ── 林芳燕
國際事務開發部兼版權中心總監 ── 潘欣
法律顧問 ── 理律法律事務所陳長文律師
著作權顧問 ── 魏啓翔律師
社址 ── 台北市104松江路93巷1號
讀者服務專線 ── 02-2662-0012｜傳眞 ── 02-2662-0007；02-2662-0009
電子郵件信箱 ── cwpc@cwgv.com.tw
直接郵撥帳號 ── 1326703-6　遠見天下文化出版股份有限公司

製版廠 ── 中原造像股份有限公司
印刷廠 ── 中原造像股份有限公司
裝訂廠 ── 中原造像股份有限公司
登記證 ── 局版台業字第 2517 號
總經銷 ── 大和書報圖書股份有限公司｜電話 ── 02-8990-2588
出版日期 ── 2022 年 11 月 30 日第一版第一次印行
　　　　　　2023 年 01 月 03 日第一版第三次印行

定價 ── NT 600 元
ISBN ── 978-986-525-920-4
EISBN ── 9789865259433（PDF）；9789865259426　（EPUB）
書號 ── BGH 205
天下文化官網 ── bookzone.cwgv.com.tw